生かされる日々

らいを病む人びとと共に

上田政子

皓星社

生かされる日々

らいを病む人びとと共に

――目次

第一部　甦る日のために——長島愛生園の人びと——

第二部　人にやるもの、なあに――第五病棟の彼と彼女たち――

装幀◎――藤巻亮一

生かされる日々

らいを病む人びとと共に

第一部

甦る日のために

長島愛生園の人びと

甦る日のために

（一）

京都府と兵庫県の県境にあるひなびた山村に、秋の運動会の日が近づいた。運動会の呼びものは、青年団による地区別のリレー競争である。青年たちは練習に熱中していた。その一人であるK地区の小柄な若者がスタートを切って走り出した時、先輩格のコーチが大声で呼びとめた。

「走るときの呼吸の仕方が悪い」「いいか」「スッスッパッパ、スッスッパッパと呼吸を整えて走るんだ」と注意をあたえた。注意された若者は、コーチの指導どおりに走ってみるが、途中からハアハアと息が荒くなる。何回やり直しをさせられても、スッスッパッパと調子にのった呼吸ができない。とうとうコーチが首をかしげて言った。「お前、どこか悪いのとちがうか」「医者に行って診てもらえ」

数日後、この若者は、ハンセン病性麻痺による喉頭炎と診断された。昭和二十四年の秋であった。あれから冬が来て春が去りまた秋が来て……二十八年目、病気に責められハンセン病のつらさに泣いた歳月の人生記録を、麻痺性喉頭炎の後遺症であるかすれた声で訥々《とつとつ》と語る北高《きたたかし》さんには、農村の純朴な青年の雰囲気がまだ多分に残っている。発病は十七歳であった。

一本の鉛筆

北　たかし

それは
もうすでに
誰の手からも捨てられ
過去は小さく
削りとられながら
生きている

一本の鉛筆

何時も
冷たい刃物によって
芯は尖らされ
空白の中でしるす
一つの文字が
ハンセン病者のページに
遍歴を生む
今日の小さく失われていくものの
わたしの姿を描きながら
手の中に秘められた
わたしの一つのイメージ

今も削られながら
尖った芯に
余された生のきびしさにある
ハンセン病の記録
こばむことの出来ない
鉛筆の……わたしの……
綴られた時間の痕跡
失われていくものの
小さな存在を
なおも空白の中に
生を証しつづける

いったんハンセン病と刻印されると

「病者になっている事実、一人ひとりが生きている事実、これは大きな人生のドラマです。自分がハンセン病でなかったらと考えた場合、とてもじゃないが想像がつかん。発病した当時は、印刷所で働いていたから、今頃はどこかの工員になっているかそれとも農協とか、そういう所で生きているかもしれないが、ハンセン病でなかったらとは考えたこともない。それは自分が家を飛び出したときから、人生を割り切って考えてしまっていたから、短かろうが長かろうが、これが自分の道なんだ」と北さんは言い切る。

北さんが発病した昭和二十四年には、治らい薬のスルフォン剤プロミンが登場し、その著効を明かにしていた時代である。軽症であった彼は自宅から阪大病院へ通院していた。治療後半年ほど経過してから、大腿部に発生していた斑紋と喉頭麻痺の症状はきれいに消失した。勤務先の印刷所にも通っていた。二年間の通院治療で菌はマイナスになり、すっかり回復したと思い込んだ北さんは、途中で治療を打ち切ってしまった。昭和二十七年には奈良県にある天理教本部の修養科へ三カ月間入った。

ハンセン病は治るんだなと思ったが、医学的には菌がマイナスになったと証明されても、いったんハンセン病と刻印を押されてしまうと世間はそうは認めてくれない。正面向かって言わなくても、特に田舎という所は、いろいろとあるから精神的な苦しみが続いた。

「隠しておくことは出来なかったの？」

「わし自身は普通の状態で仕事をしていたが、ハンセン病と診断されて阪大へ通っていると、みんながなんとなく知ってしまうんだな」

「どういうことが辛かったの？」

「いとこの結婚が決まり、結納も納めていたのに、わしの病気が原因で破談になってしまった。伯父が怒鳴って来てな、親父に『どうしてくれるかっ』と言ったが、親父は黙っていた。そこで自分が言ってやった。『あんたにも子供が可愛けりゃあ、親父だって自分の子は可愛いんだ。わしらがどうこうした訳ではないんじゃないか。あんたも叔父さんならそのくらいのことはわかるはずだ。どうこう言うならここの出入りはせんでいいがな』とやったんだが……」

と、ここまで語って北さんは悲しそうな顔をした。

「いとこの縁談が破談になったことがいちばんつらかったなぁ。その間に、いろいろ煩わしいことがあって、誰も信じられなくなったから、天理教の修養科へ入ったんだ」

修養科の三カ月を終え、布教師の資格をもらって北さんは家に帰った。村にある天理教の教会へ時どき参拝に通っていたが、ある時、教会の息子から「出入りを遠慮してもらいたい」と言われた。

「教会の息子からバチィッと言われたとき、教祖様はどんな道を通られたか、自分はあんたとこを信仰しているわけではない」とやり合って教会の門を出た、悔し涙にむせび泣きながら村の道を夢中で歩いた。その夜、北さんは家を出た。昭和二十九年の夏、二十歳であった。

死を覚悟して布教の旅へ

天理教のハッピ一枚と本一冊、所持金四千円ほどを持って着のみ着のまま出かけたのだが、そのときの貴重な体験を語ってもらった。

教祖様と二人連れという気になって、どんな道を通るのか試してみようと、自分に賭けて夜汽車に乗った。

埼玉県の大宮駅で降りたが、大宮は繁華街で気後れがして、その先の小山まで歩くことにした。

放浪の旅というか、布教の旅というかどっちでもいいさ、行ける所まで行ってみよう。歩ける限り神様と一緒という気楽な気分でテクテクテクテク歩いた。早めにねぐらを捜さなければと思いながら歩いていると、途中で巡査の職務質問にひっかかった。

「天理教の布教に歩いております」「ああそうか、ご苦労さん」

また小山の道では「天理教の者ですが」「天理さんには用事がありません」と門前払いを食ったり、ちょっとでも座らせてもらえばいいほうで、犬にも吠えられた。いちばん怖かったのは犬だった。

これが自分の仕事だからと、小山から栃木、足利と歩きに歩いた。ねぐらは公園のベンチと防空壕の跡、松の木の根元にもたれて寝たり、小山の公園には大分おった。

病気を治そう、教祖さんの道を歩こう、どこで神様に出会うのか、神はどこまでお連れくださるのかという必死の想いで、公園に寝ては布教に歩いた。

「天理教の者ですが」と言う。「ご苦労さん」と言う人。「どこで寝たのか」と聞く人。「お茶でも飲んでいきなさい」と親切な人。ものも言わないでピシャッと戸を閉める人。人間は色々だなあ。

約二カ月間の旅で所持金を使い果たし残金わずか二十円。これから家へ帰っても死ぬだろうし、どうせ死ぬなら北へ行こうと、十円出してパン一個と最後の十円で切手を買った。「親不孝をしたけども許してください。自分は神の道を求めて行くから心配してくれるな」と簡単な手紙を書いて投函した。これで無一文。北へいくには、利根川を渡らねばならぬ。「橋はどこですか」と人に尋ねたら「ずっと遠くだ。歩いて一日はかかるだろう」こりゃああかんと思って、それなら電車のレールの上を歩いて渡ろう。電車が来たら川へ落ちて死ねばいい。そんな気持ちで、上野と日光を結ぶ電車のレールを歩き出した。

長いながーい鉄橋……不思議なことに電車が来ない。こりゃあまだ生かしてもらえるなと希望が湧いた。今から思うとあの鉄橋を、よくも無事に通れたもんだと、今になっても冷や汗が出る。

腹が減ってフラフラ。あの辺は山ばっかりで、山には栗がなり、畠にはさつま芋が植わっていた。生栗、生芋を失敬してガリガリ、ポリポリ。「生芋のうまかったこと。のどが渇けば川の水を飲んで……」歩いていると宇都宮に入った。

宇都宮の公園で布教をしていると男の人がそばへ来て、「この近くの天理教の教会でお祀《まつ》りがあるから行かないか」と言う。男の人は信者であった。後からついて教会へ行ったら昼食を出された。ここで、初めて人に会ったような気がしたなぁ。教会長は名古屋から布教に来て、やっとこの地で教会の名称をもらったばかりだという。会長さんが言われるには、「修養科を出た。おさずけをもらった。これで一人前の布教師だと、だれしも思うんだ。だけど、いろんな職人が、たとえば大工が、三年間の修行を済ませて帰ってきたとして、『家を建てましょうか』と言っても、人は簡単に使っちゃくれない。信用しないだろう。なんぼ修養科を出たといっても、あんたに人を救う力がどこにあるのか。教祖様は、五十年かかられた。あんたも焦らずに、がんばってください」と懇々と説教された。

あの人のことは今になってみると「ああっ」と思うな、苦しい最中に、ああいう人に会えると、自分を再認識するからな。

栃木県の裏街道を歩いていたら「天理さん、あんたも働かなくちゃ食えんだろ。この村の地主さんの家で人手をほしがっているので、そこで働いてみる気はないか」と口ききをしてくれる人に会って、喜んでその人について行った。ところが、関西出身だと言ったら「関西の人はお断り。この間、関西の人に物を持って逃げられた」とあっさり断られてしまった。

見知らぬ土地で、人とのふれ合いは簡単にできるものではないと思った。

栃木の奥の白川という土地を歩いていたら、ここでもある家を紹介された。息子の嫁と父親が不仲。その父親は大酒飲みの頑固者。その上タチが悪い。ゴタゴタした家が人手をほしがっているから、行ってくれないかと、村の世話好きそうなおばあさんに言われて、「自分はどんな所でもいいですから、お願いします」と言って、その家を訪ねた。話をしてみると、そこの嫁さんが天理教を信仰していて、「ぜひここで働いてください」「働かせてもらえば自分もありがたい」と話がついた。「自分は夜露だけしのげる場所があればよいから、寝る場所は軒下で結構ですが」と言うたら、「こちらで準備させてもらいます」と言って、頑固親父のベッドの下で寝ることになった。畳と布団の上で寝たのは、かれこれ五十日ぶりであったと思う。

これで甘えてしまっては、自分が駄目になると思って、夜中にそっと起きて、井戸端で水をかぶってはそっと寝床に入って寝る。一週間以上たったころ「水をかぶるのはよしてくれ。あの音を聞くと眠れない」と家族の者が言い出した。

「見ず知らずの者を家の中で寝かせてもらうだけでもありがたい。自分の心にとめておきたいから」「自分らは十分にその姿を見せてもらったから、水ごりだけは勘弁してくれ」「分かりました、それなら馬を飼わしてください」と頼み、朝、早ように起きて馬の世話をさせてもらった。

十五日ほどたったらすっかりそこの家にとけ込んで家族同然。三食よばれてタバコ一個。作業服ももらって、畠や田んぼで精いっぱい働いた。「天理さん、天理さん」と大事にされて、そのうちに頑固な親父さんが折れだして、息子夫婦と仲良くなってきた。「親父が変わった」と喜ばれ、自分も苦労の甲斐があった。これで救われたなと思った。

十一月の二十日過ぎのこと。畑仕事をしていたら面会だという。だれかなと思ったら兄貴がおってびっくり仰天。「どうしてわかったかと言うと、小山から出した手紙のスタンプをたよりに捜して来て、警察の職務質問にかかっていたのと、天理教のハッピを着た若い男が、北の方向へ歩いて行ったという情報をつなぎつないでわかったらしい。

「あんた家出をしていたのか。親に心配させたらいけん。ひとまず帰って出直して来なさい」とその家で作った納豆を沢山土産にもらい、旅費までもらって兄貴と一緒に家に帰った。

家に帰ったら親父が怒って、一言ものを言わない。これにはまいった。それから監視がきつくなって家から一歩も出してもらえない。自分は無鉄砲なところがあるからな。

同じ一生でも、ハンセン病にならなかったら、これだけの人生経験はできなかったと思う。そりゃあ、苦しさのあまりといえばそれだけのことかもしれないが、そうではない。あの時、あの場の人と人とのふれ合いなどが、いまだに忘れられない。人間は一人ではとても生きてゆけないという実感を自分で確かめた誇りと、ひとつの出会いの大切さというものを。意識はしないが、自分の身についてしまったような感じがする。青春の生命をかけたあの旅があったればこそ、このままハンセン病で、生涯を終わることに悔いはない。自分がどんな苦境に立った時でも、あの旅の光景の一つ一つが生き生きと覚醒しては甦る。いつまでも心の内に生きている青春の貴重な旅である。

あっという間に病気が再燃

約三カ月の旅から帰った北さんは病気が悪化した。彼の説明によれば「それこそ、ガアーッと悪くなった。再燃という形でなぁ、もうひどいものになった」という。

ハンセン病の再燃とは、「ハンセン病に対する化学療法を何らかの理由で中止した後に、憎悪もしくは再燃を来すことがある。この場合、特に薬剤との関連性において、使用量の不足、使用方法の不適、あるいは耐性菌の出現などが要因になるが、さらに個体や生活環境などについても検討する必要がある」（高島重孝監修『らい医学の手引き』克誠堂出版、一九七〇より）以上の文献の適用と北さんの病気の再燃についての説明は、専門的にはとかくの異論もあろうが、ここでは再燃ということで認めてもらいたい。彼は旅の期間中、治らい剤は服用していなかった。生活環境は前述したとおりである。

「治療さえしておれば、薬を服用していたらこうまでひどくならなかったのに」と欠落した指と曲がった指のある両手でお湯のみを支え、喉《のど》をうるおしながら語り続けるかすれた声が苦しそうで、その声が途絶えがちになるが、それから愛生園に行くまでの体験を語ってもらった。

阪大病院はおろか、外へ一歩も出られなくなった。そのころである。「あそこの子供と遊ぶな。ハンセン病やみがおる」とのあからさまな大人の意地悪い声が、自分の寝ている部屋まで聞こえてきた。ときどき石も飛んできた。偏見とか、差別とかをはっきり自分の目で見て、肌で感じてきてしまった。人に聞いたりして初めて偏見を意識したものではなくて、自分がおって、自分がモノをぶつけられるんだから、こりゃあもう、どうしようもなかった。ほんとにあいつ殺《や》ってやろうかと思ったこともあった。そういう事件があると親父は寝ている僕にあたってくる。自分がじっとしていてそうなんだから……。

半年の間に、頭髪やまゆ毛が全部抜けて、全身結節だらけ。その結節は化膿する。顔は腫れる。

鼻は真っ赤に腫れて陥落寸前。喉は詰まって息苦しい。そりゃあひどいものになった。ニッチもサッチもゆかなくなった。そうした状況で苦しんでいる時、県庁のハンセン病担当官、大野さんが久しぶりに訪ねて来られて、ひと目見るなり「こんなにひどくなるまでどうして連絡しなかったか。愛生園へ行こう。治療をしなければ死んでしまう」と大野さんは入園を強く勧められた。自分も行きたかったが、親父がガンとして「どうせ死ぬなら手元で死なせる」と聞き入れない。昭和三十四年当時でも、「ハンセン病は島流し」という観念が田舎では特に強かったから。

大野担当官が再三訪問してはパンフレットなどで親父や兄貴を説得した結果、兄貴が島へ下見に行くと言い出したが、自分は「いい所だから行こう、悪い所だから行かさんという問題ではない。自分はもう死ぬんだ。家におったら長くはない。よかろうが悪かろうが、もしそこがよかったらよいが、悪かったら心残りだろう、だから俺が決心する」と言い切った。その当時自分には覚悟ができていて、前には東へ行ったから、今度は西へ行ってみようかという気もあった。

いよいよ愛生園行きが決まって家を出る時、田舎だから昼間に外歩きができない。夜の十一時過ぎに家を出て、村はずれの神社の前で県の収容自動車に乗った。親父は「俺はよう送らん」と言って、家の門先まで見送ってくれた。夜道を走って翌朝、発病してから九年めの昭和三十四年四月二十六日に、愛生園の収容所桟橋に着いた。

大野担当官と兄貴に支えられて桟橋に降りると担架が用意されている。だれの担架かなと思ったら、自分のために用意されていたものであったが、それだけ重症であった。歩いて回春病室に入ったが、病室の患者付き添いが「最近の収容で、こんなひどいのは初めてだ」と感心していた。その人たちは愛生園に五年、十年といると聞き、「へえぃ、長くおるな」と自分は気が遠くなるような思いで聞いたが、自分も島へ来てからもう二十年たってしまった。

回春病室のベッドで寝ていると、看護婦さんが二名入って来て、これには驚いた。まさか長島に看護婦さんがいるなどとは全然思わんかったから、しかも若い看護婦さんで血色のよいピチピチした看護婦さん、たしか広瀬さんだったな。身の回りのことや検温、外科交換など親切にしてくれるんだ。普通の病院と変わらないものな。兄貴が「しまった、これならもっと早く来たらよかった」の連発だった。家での長い生活から愛生園へ来て、看護婦さんを見てホッとした。回春病室で一夜を明かし、翌日内科病室へ送られた。

(二)

北高さんが長い間の自宅療養の果てに、病気を悪化させて入園したのは、昭和三十四年、入園時の症状は、全身に発生したらい性潰瘍、知覚麻痺と手足の変形、重度な顔面の腫脹と外鼻の腫大、特に喉頭狭窄から起こる呼吸困難は、ハンセン病の末期的症状であった。

内科病室に入室後、直ちに治療が開始された。スルフォン剤プロミンによる効果は、喉頭狭窄の呼吸困難を鎮め、気管切開の予定を中断した。北さんは、「死に場所のつもりで、自分の葬式を愛生園に持ちこんだつもりで入園したのに、内科病室に入って治療が開始されてから、息苦しかった呼吸が楽になって、命びろいをしたなと思った。葬式を出さずに済んだ」と笑いながら、プロミンの効果を証明する。

北さんが内科病室に入った当時は、看護婦の三交代制勤務が実施されて間がなかった。看護婦に看護がなく（治療関係が主な仕事であった）、患者に看護があった過去のハンセン病療養所の患者看護制度から、看護婦による完全看護に転換したのは、昭和三十年の五月である。

全身の結節が潰瘍になり、包帯交換に一時間以上かかったが、看護婦さんはいやな顔もみせないで治療にあったてくれた。「北さん、行水しようか」とタライに湯をいっぱい入れて手足をきれいに洗ってくれたのは、あれは板村看護婦さんだった。長い間の家での治療中に、そうしたことは一度もなかったし、涙が出るほどうれしかった。十歳の時に母に死別してから女性の愛情に触れた思いがなかったから、看護婦さんの一つ一つの看護行為が母親のように感じられて、今でもタライの行水と湯の中をキビキビ動きまわっていた板村さんの、白い手が忘れられない。

入園してから半年たった秋の終わりに父親が面会に来た。大勢の看護婦さんが働いている姿を見て「いい所へ来てよかったなぁ。たびたびはよう来れんけど、ここでかわいがってもらえよ」と目頭を押さえながら、これで安心したと喜んで帰って行ったが、父は翌年の二月に脳溢血で亡くなった。父は、自分の定着した姿を見て安心して逝ったのではないかと、それがたまらなかった。こんなに元気になった自分の姿をひと目見せてやりたかったのに……と北さんは回想する。

鼻熱心になっちゃった

内科病室で一年半の療養の後、重度のハンセン病症状が治まって北さんは退室した。手足に変形が残って不自由者（障害のある体）になったが、それよりも北さんが辛いことは……。

腫れてはいたが鼻はあった。顔の腫れが吸収したら鼻が陥没して。笑い話に、雨が降ったら鼻に雨水が流れ込むとよく言ったもんだが、窓に自分の顔が映るといやになって、なんとかならぬものかと、そればっかり頭にあった。患者も島の外へ出られるようになっていたから、自分も、もう一度外の土が踏みたい。それにはどうしても鼻がほしい。ほかの手足や顔の変形はさほどに思わないが、鼻はごまかしがきかないから、なんとかして鼻を造りたい。それから鼻熱心になっちゃってなあ。寝ても覚めても鼻、鼻よ。

――プロミン以前ならともかく、プロミンが出てから鼻を失くしたんでは、話にならんわよね。

そうよ、治る時代になってな。発病してから真っすぐ愛生に来ていたらと、後悔ばっかりよ。鼻熱心の最中、東京の全生園の成田先生が、鼻を造る、ということを知って、先生が出張診察に島へ来られる日を待っていたんだ。その日がついにきて、成田先生と面接することができた。外科の診察室へ先生を訪ねると、

「君か、鼻の手術をしたいというのは」

「ハイ」

「よし、やったろう」

「やったろう言われても……、先生いつですか」

「今日だ」

「へえっ、今日やるんですか。先生待ってくださいよ」

「待つも待たないもないじゃねえか。今日やったらいいよ」

あんなあっさりした先生だから、ぶっきら棒にやったると言われたら不安になった。

「あのう……、先生、大丈夫ですか」

「大丈夫かどうか、やってみんとわからんよ」

「先生、そんなんやったら先生のおられる全生園でやってくださいよ」

「いや、こっちでやるよ」

「先生は、愛生園におられないし……」

「俺がおってもおらなくても同じことだ」

と先生とのやりとりはこうした調子で、その日のうちに、造鼻術の第一段階である胸部のロール造りの手術を受けた。

北さんのいう胸部のロール造りとは、造鼻術の皮膚移植のために前胸壁に造る管状皮弁のことであるが、ハンセン病の形成外科の第一人者である術者成田稔先生（国立ハンセン病療養所多磨全生園勤務・現多磨全生園名誉園長、国立ハンセン病資料館々長）は、形成外科と造鼻術について、『らい医学の手引き』に次のように述べられている。

ハンセン病が治ればもはや患者ではないが、治療医学の進歩した今日においても、一度ハンセン病をわずらえば、終生ハンセン病を意識しなくてはならないのは、社会的な偏見が根強く残っているためである。このような偏見は、ハンセン病の伝染を恐れるあまりと、顔面や手足の変形を不快に思う気持ちとによるが、化学療法の進歩に伴い形成外科の対象は眉毛脱落や顔面神経麻痺など二、三が残されているに過ぎない。それでも形成外科が、ハンセン病のリハビリテーションの中で重要な理由は変形が高度なために社会復帰を諦めて療養所にとどまる者たちにも、もし相応な手術の効果が期待できるならば、沈滞した意欲の向上と共に社会偏見緩和にも役立つと思われるからである。

前胸壁に縦二十一センチ、横八センチほどの管状皮弁をつくってから約三週間後に顎下部への中継手術が、次に鼻部の移動と本格的な造鼻術が実施されるが、そのためには形成外科医のおられる多磨全生園へ転園しなければならない。当時は患者が在園する園から他園への転園制度はなかった。

転園治療者第一号

胸のロールを造って三週間がたった。さてその後は東京へ——外科病棟の婦長さんも心配して「知らない東京へ行って苦労するより、なんとか愛生園で手術ができるように頼んでみるから」といろいろ努力されたが、専門科医不在の愛生園では難しい。医事科へ行って転園手続きをと頼んだが、「転園治療はやっていないから、別の形で行くように」と拒否され、すったもんだの挙げ句、医事係と大げんかになってしまった。その足で自治会へ行ったら、運よく高島園長先生がおられて直接頼み込んだところ、先生が「東京へ行ったら鼻ができるのか。君にとっては大切なことだね。厚生省には早急に転園制度をとるように手続きをするから、早く全生園に行きなさい」と許可が出た。転園治療者第一号として、いよいよ東京へ行くことになったが……。

――どうしたの？

東京へ行くとなれば、背広もトランクも小遣いもほしいわな。家に手紙を出したら兄貴がとんで来た。東京行きの事情を話すと「なんで東京まで行って切ったり張ったりするのや。ここで食べさせてもらって、小遣いももらって何も言うことはないじゃないか。鼻がないぐらいで、どうということはないだろうが」

兄貴のこの言葉には腹が立って「鼻がないぐらいとは誰に言うんじゃあ！　指がなければ指一本ぐらいと言うんだろう。体に障害のある、特に鼻の無い者の気持ちのわからぬやつは帰れ！　話にならん、わしはこの胸をこんなに切っているんじゃあ！」と胸を開いて見せたら兄貴がびっくりして、「わかった、わかった」と言って帰って行った。

鼻がでけてから初めて家に帰ったが、兄貴が「ほう、どえらいことがでけるんじゃなあ」と驚き、感心しておった。兄貴が送ってくれた新しい背広とトランクと小遣いを懐に、これでいよいよ花の都へ出発だと喜んでいたのに、一つすんだらまた一つだな。

――それからどうしたの？

うん、それから熱が出た。行くようになって切符も買っておいたのにな。一週間病室へ入った。

胸のロール巻きは寿命が刻々と近づいているのに、あの時は困ったなあ。

――悪戦苦闘をしたのね。それからやっと東京へ発つことができたの？

そうよ、新しい背広を着てな。ハンセン病になって生まれて初めて、東京へ行った。鼻は無いしなあ、マスクをかけて。帰りは鼻がついているぞと、胸をわくわくさせて新幹線に乗って東京へ行ったというわけよ。

仮眠をして待っていた成田先生

――鼻の手術に何カ月かかったの？

九カ月。胸部から顎への移動に三週間。動いたら切れる。胸から頭全体をギブスで固定して三週間絶対安静。これが苦しかった。苦しさのあまり看護婦さんに「もう鼻なんかどうなってもいいよ」と弱音を吐いたら、看護婦さんが「せっかくここまで手術がすすんで、ここでがんばらなくてどうするのよ。あなたの苦痛は、私たちではどうすることもできないけど、立派な鼻が完成しますようにという思いは北さんと同じなのよ。あなたが弱気になってどうするの」と励まされたが、全生園の看護婦さんにもずいぶんお世話になった。

それから、苦しい最中のある夜のことだった。懐中電灯をパッと照らして成田先生が入って来られた。「先生、こんなに苦しむんなら鼻はどうなってもいいよ。おかしなものをつけたら先生が笑われるから、どうでもいいよ」と言ったら先生が「どうでもいいよってことはないよ。君が療養所の中にすっこんでおったらいいが、それはでけんだろ。おかしな鼻をつけて、のこのこ外を歩かれたんでは俺が困る。よけいなことを考えないで黙って寝ていろっ！」と叱りつけられ、先生は病室を出て行かれた。その夜先生は、自分のために看護婦詰所で一晩中仮眠をされておられたことを、看護婦さんから聞かされて……。

北さんは突然絶句し、大粒の涙をポタポタ流しながら、

「ありがたかった」

と一言。後は言葉にならなかった。

自分自身の偏見がとれた

——鼻の包帯がとれた時の感想は？

嬉しかったなあ。どんな団子鼻にしろ、鼻がでけた顔を見て、そりゃもう、ああ、鼻がでけたなあと思った。

——鼻ができて、自分が変わったと思うことは？　容貌はもちろんだけど、心に変化したものは？

それは自分自身の偏見がとれたことだ。

——どういうふうに？

人にもいろんな鼻があるよな。自分も造った鼻であるけども、顔のまん中に鼻があるのとないのとでは随分違うから。東京へ行く時はマスクをかけて行ったが、帰りには堂々とマスクを外して帰ったからな。鼻がでけたおかげで、島の外へも行くようになった。確かに鼻がなかったら今日の自分はなかっただろうし、広く社会を歩かしてもらえることもできなかっただろう。おかげさまで鼻があるというだけで、あつかましくも世の中へ出て行かれる。ハンセン病は無菌だから普通の障害者であると、自分自身が認めるわけだ。鼻がない時は卑屈な気持が強くて、消極的に生きていたが、鼻がでけてから気持ちががらっと変わってしまった。鼻一つであんなに変わるもんかと、人からもよく言われるし、自分もそう思う。時どき、我ながらこうも変わるもんかと感心している。

――鼻ができてから東京でいの一番にどこへ行ったの？

宮城遥拝に行った。日本人なら一度は行って見たいわな。それから東京駅のレストランへ入って食事をした。最高の気分だった。

――今では鼻のことをそんなに意識しないでしょう？

しないことはない。ようこれで歩いているなと思う。団子鼻つけてな。

――鼻で歩くわけでなし、足で歩くんだから、立派な鼻よ。自信をもちなさいよ。成田先生の最高傑作じゃないの。

おかげさまでなあ。欲を言えばきりがないし、自分も満足している。ここまで回復させてもろうて、どうしてご恩返しをしようかとそれが悩みだが、せめてここで精いっぱい生きて確かな自分を見ていただくことが、自分なりのお返しだと思って――今までの命はもうけたつもりで、その生命を粗末にしないで一日一日を務めさせてもらおう。大勢の人さまから命を与えられていることを忘れてはいけない。この二つを自分への戒めとして、命が終わるまで、悔いのない生きかたをしようと心がけている。

北高さんは現在、長島の天理教誠心会（信者四十名）の会長として、多忙な毎日をおくっておられる。障害をもつ人に、特に致命的な負い目をもつ肉体的な欠陥や傷について、あからさまな質問を浴びせるのは、非礼というよりなすべきことではないが、北さんは「自分のように、過去に重症のハンセン病を病んだ者の体験から、治療をしたら治る、病気だから治るということを知ってもらいたい。自分の体験が、看護やリハビリ関係に何か役立つならば」と心よく私の質問に応じてくださったものの、その意思を表現しつくせなかった文章の粗雑さを北さんにおわびして、この稿をおく。

甦るためには、傷つかねばならない

北　たかし

大きな騒音をひびかせ
つぎつぎと削り取られる
山肌の
生々しい傷跡には
どんな明日が

甦ろうとするのか

今　わたしは
削り取られた　山肌の道に佇み
無表情な空を流れる一つの雲を
追いながら
私の胸の
深い傷跡によって
築かれる形成を想う

人々は甦る日のために
きびしい戦いをつづける汗と血の
孤独の自然
汚れた衣服をまとい

明日を掘り起こし
新しい社会へ踏み出そうとする

隔絶の島の人々よ
削り取る岩肌は
固くとも
その壁は厚くとも
明日に生きる人々は
限りない望郷の空に
一すじの陽の輝きを求めつづける

（藤楓協会編『藤楓文芸』第九巻、一九七七より）

追記

北高さんは、二度松江に来ている。一度目は「ハンセン病にまなぶ」しまね実行委員会主催の「ハンセン病を生きる人たち」と題した講演会の三人の演者の一人としてである。

◇とき　二〇〇三年五月十一日
◇ところ　島根県職員会館
◇講演「妻と二人の社会復帰」佐々木松雄（東京都多磨全生園在住・岩手県出身）
◇ハーモニカ演奏とひとり語り「ハーモニカ人生」近藤宏一（岡山県長島愛生園在住・大阪府出身）
◇講演「甦る日のために」北高（東京都多磨全生園在住・兵庫県出身）

三人の演者は、長島愛生園での療養歴があり、私も看護職員として島住まいをしていた当時からの親しい間柄である。近藤さんは盲人会「青い鳥楽団」の楽長、私は楽団マネージャーとして。佐々木さんは、長島愛生園にあった日本でただ一校のハンセン病者のための県立高等学校に在学し、青い鳥楽団の協力者であり歌手でもあった関係から。

北高さん。北さんが入園した昭和三十四年に内科病棟の看護婦をしていた私は、その頃からの知り合いで、入園者の同人誌「らい詩人集団」の仲間でもあった。
以上のような関係から、一般家庭を離れて久しい三人の仲間を松江に招待し、我が家に泊めたいという想いが、思わぬ方向に発展し、「ハンセン病を生きる人たち」の講演会が実現したのであった。

北高さんの二度目の松江訪問は平成十六（二〇〇四）年五月十一日から十六日まで。島根県立美術館で開かれた「ハンセン病を生きる人たち――『土に支えられて』東京多磨全生園の陶芸室五人展」に出席のためであった。（主催「ハンセン病にまなぶ」しまね実行委員会）

北さんは前述のように昭和五十九年に全生園に転園しているが、その訳は北さんの話によると――自分は三個の鼻を持っていた。一個目は生まれたときについていた鼻。その鼻を失くしたので全生園の形成外科医成田先生に新しく二個目の鼻を貰って、イヤ、いただいてだな。その大事な鼻をこともあろうに洗濯竿に打ちつけて歪めてしまった。再度全生園へ転園して成田先生に修復してもらって、現在の鼻が三個めということだ。自分の鼻修理のために、成田先生の勤務している全生園転園を希望して現在に至っている――と。

北さんは転園後、成田先生の勧めもあって多磨全生園のリハビリテーション科陶芸室に通い、良き指導者の元に、陶芸に打ち込んでいる。

埼玉県の美術展に三回入選、現在埼玉県の美術会員に名を連ね活躍中である。

松江で開催された全生園の陶芸家五人展は島根県の多くの人びとに感動を残し、盛況の裡に幕を閉じた。

島根県の全生園五人展に寄せる想いを、成田稔国立療養所多磨全生園名誉園長は、「ごあいさつ」に次のように述べておられる。

ごあいさつ

昔は不治と言われたハンセン病も、今では化学療法の進歩によって、後遺症をほとんど残すことなく治るようになりました。しかし三十年、四十年も以前にハンセン病を患った人の中には、途中で病気が長引いて、顔や手足に重い後遺症を残した人もあります。このような手足の重い障害をもつ入所者の何人かが、多磨全生園ではリハビリの一環として陶芸に打ち込んでいます。

ここに並べられた作品をご覧になった方の中には、療養所の退屈な生活にあきて、気ばらしの遊び事をしているように思われる向きもあるでしょうが、こうした見方や考え方はまったく当たっていません。《人間は、自分の置かれている状況がどうであろうとも、自分の生きる価値を高めるだろう。その一つとして、何らかの活動（文芸、絵画、陶芸などの制作といったこと）を通して、価値のあるものをつくり出し、人びとと一緒に社会を豊かにしたいという願いもある》。これはフランクル（『夜と霧』の著者）の考え方ですが、この陶芸展に出品しているハンセン病の回復者たちも、「自分らも一緒に豊かな社会づくりに励みたいと思っている（これが共存、共生です）」ことを、改めてご理解いただけますように（これが共感です）、心から願ってやみません。

ある帰郷

島根県人会懇親会にて

岡山県の国立ハンセン病療養所長島愛生園に入園している島根県人会の慰問のため、島根県庁健康対策課内、藤楓協会事務担当の女子職員梅原さんと、愛生園の福祉会館で合流したのは平成五年九月二十五日の正午過ぎであった。

島根県藤楓協会の、年に一度の全国（奄美大島と沖縄を除く）十一カ所の国立ハンセン病療養所に入所している島根県出身者の慰問訪問は四十五年間以上続いている。昭和四十三年から島根県への里帰りも実施している。

私は昭和二十八年から約二十五年間愛生園に勤めていた関係で藤楓協会の理事を仰せつかり、療養所訪問と里帰りの同行お世話等に当っている。

例年通り福祉会館の大広間には、県人会の方々によって懇親会の準備が出来あがり、私たちを待っていた。昼食を兼ねての懇親会に持参した島根の地酒で乾杯、備前の折詰を肴に、自己紹介や島根の話、十一月の里帰りの計画予定などで座が賑わい出した頃は、もうそろそろ私たちの離島時間が迫っている。

出席者も年々減少。前年出席していた佐々田のおばさんは痴呆が進み老人病棟に、長谷のおばさんは足腰が弱くなって欠席。お二人とも八十歳を超している。

私が愛生園に就職した昭和二十八年頃は島根県の入園患者は七十数名と記憶しているが、平成五年のこの日、県人会長報告によると二十名だそうだ。

県人会長の平畑さんは今年還暦という。愛生園入園者の平均年齢は六十八歳、平畑さんは若手のほうで県人会長の他に愛生園入園者自治会長の要職にあり「らい予防法廃止」運動のため上京したり東奔西走、多忙を極めている。愛生園では淳ちゃんの愛称で親しまれ人柄温厚、優しくユーモアたっぷりの語り口で周囲の者は抱腹絶倒、笑顔の絶えない人格者である。

「らい予防法」が廃止になった平成八年、世界人権擁護委員会島根県支部（アムネスティ）の招きで松江市の婦人会館で講演された。

平畑淳一郎は本名である。ハンセン病発病は十六歳。診断に当った先生が「長島へ早く行けば早く治る。一年で治る」と言われ「一年で治るなら行ってこよォっと」軽い気持で長島愛生園へ入園。事務官から「本名を仮名に変えるように」と言われたが「名前を変えたら父ちゃんに叱られる。僕は父ちゃんがつけてくれた立派な名前がある」と頑として聞かなかったという。とうとう本名で押し通して現在まできた。「こだわりがないでもないが、今更なあ」と笑われる。

園内通称名

ハンセン病療養所に入園するとほとんどの人が園内通称名という仮名を名乗る。これまでの過去の経歴一切合切を抹消、戸籍も氏名も作り変えて別人になって生きることが、家族への最大限の義務と、思いやりであることを痛感するからである。

愛生園の阿部はじめさんは、「本名は大事にとってあります。名前はほかに三つも四つもあります」と語っておられる。

偽　名

私の本名は誰も知らない
だから誰も私を呼んでくれるものはない
私は淋しくなると私を呼んでみる
真暗な海に向かって

砂上の足跡を波が消し去るように
あの日から消えてしまった私の足跡
もうあなた達の
深い記憶の底に沈んでしまった……
小さな出来事

私を拒んだ美しい空の連なり
動かない水溜まりのようならい療養所の
借り物の帽子の偽名の中で

私から消えて行きそうな本名を
今日も私は呼んでみる
生きている確証のように秘めているわが名を呼んでみる孤独

（島洋介『白い杖』より）

花園〇〇番地

私は在職中の昭和四十八年頃、入園者の一人一人が病気を宣告されてから現在までを〝如何に生きたか〟を自分のテーマとして聞き書きを始めたことがある。その中のお一人で三重県出身の男性Aさんから次のようなお話を伺った。

自分の本籍を岡山市内に移そうと思い事務所へお願いに行った。数日後戸籍抄本が届いて、岡山市花園〇〇番地が私の新しい本籍地になっている。なんと美しい地名だろうと嬉しかった。

昭和四十年代に入って患者も園の車で外出が出来るようになったので、自分の本籍地を確かめようと思い立ち、一日中花園を捜し歩いた結果、花園〇〇番地は墓地だった。

「こんな馬鹿にした話があるか。私の本籍地は……墓地だよ、……墓地」と吐き捨てるように言った。その口唇は怒りに震えていた。

私に返す言葉は無く、呆然とAさんの顔を見つめるだけであった。

故郷の土に

懇親会が終わった。この日の出席者は七名、みなさん三十五年以上の入園期間である。内二名は女性であった。

県人会長は挨拶のしめくくりに「今日はどうも有難うございました。自分たちも年を取り淋しく心細くなってきました。帰ったら島根の皆さんに会いに来てくださいと伝えてね」と、それぞれ再会を約して立ち上がろうとした時、対策課の梅原さんが「上田さん、お願いがあるの。ちょっと座って」と、私の手を引っ張って座り直してと言う。「去年亡くなられた高村さんの御家族が、ご遺骨を分骨して届けて貰いたいと県へ依頼がきてね。今日分骨して持って帰ることになってね。担当地区の保健婦さんが出張中で、一週間お預かりすることになって……。県庁では安置する所がないし、私の所はアパートで子供たちも小さいし粗末になったらいけないので、……上田さんのお家でお預かりしていただけないものかと思って」

梅原さんはこの一両日、苦慮し悩んでいたに違いない。そんな表情がありありと現れている。松江駅で合流し伯備線に乗車してきたら話し合う時間は十分あったのに、私は一日早く島へ来て、県人会の一人一人を訪問していたからその機会が無かった。

「梅原さん私、喜んでお預かりするわ。私がお預かりするのが当然よ。高村さんだって私の家の方が居心地が良いのにきまっているわ。どォ、安心したでしょう」と梅原さんの顔を覗き込むと「有難う。上田さんお願いします」と私の手を両手でしっかり握りしめた。

福祉会館の玄関を出ると、キリスト教会の信者さんが二名、私たちを待っておられた。

元田さんと今井さんだ。

「大変お世話になります。納骨堂から分骨してきました。宜敷くお願い致します」

白い布包みから赤い錦袋にくるまれた高村弥造さんの骨壺を渡された。

「これが高村弥造さんです」

錦袋の包みは小さくて、私の片手のひらに包みこむほどの大きさである。ハンドバッグをあけて骨壺をバッグの底に納め、手帳やハンカチ、財布などで周りを固めバッグの止め金を閉めた。

「じゃあ確かに高村さんをお預かりしました。私の家で一週間お泊めして、高村さんのお宅へお連れします。ご安心ください。長い間高村さんをお世話くださって有難うございました」教会の元田、今井さんに深々と頸を下げた。「自分たちもこれで安心しました。高村さん、やっと家に帰れるなぁ。安心して故郷の土になれよ」と、私のバッグを交々《こもごも》に抱きしめて最後のお別れをされた。

県人会長の平畑さんが「本当に良かったなぁ、家族から分骨を依頼することなど、珍しいよなぁ」

島外から迎えのタクシーが着いた。梅原さんとタクシーに乗り後部座席から振り返ったら「あっ」という間に、みんなの姿は見えなくなった。

終生隔離の島

小豆島が真向かいに横たわる岡山県の瀬戸内海に国立ハンセン病療養所の第一号として長島愛生園が開園したのは一九三〇（昭和五）年十一月二十日。一九三一年に「らい予防法」が成立。民族の浄化、公共の福祉優先を国策として患者を強制隔離し、患者・家族への人権侵害、差別、偏見を助長する結果となったらい予防法（昭和二十八年法律第二百十四号）とは――。

らいと診断された者は保健所・警察が一体となって強制的に連行という形で療養所へ送り込んだ。集団移送に使用された列車は貨車を使用。実際に強制収容された鳥取県出身の女性から聞いた話では、先刻まで牛馬移送に使用されていた貨車に閉じこめられて、貨車内は牛馬の糞尿の臭気が立ちこめ吐き気がした。ムシロを敷いただけの上に雑魚寝、窓は無い。貨車の外扉には「伝染病患者輸送中」の張り紙が、「実にみじめで残酷なものでした」――と。戦争中はもとより戦後の昭和二十年から三十年代前半まで貨車使用の患者輸送は続いていた。患者はこの貨車輸送を「お召し列車」と皮肉をこめて命名。ハンセン病療養所の独特の造語だが、今でもこの造語は生きた言葉の最右翼に位置づけられている。

『小島の春』の著者、愛生園の医師小川正子（一九〇二―一九四三）はその著に、こう歌っている。

夫と妻が親とその子が生き別る悲しき病世に無からしめ

トラックのふちにつかまりすすり上げ啜り上げ泣く四十の男

右の歌は強制収容の非情、苛酷さを目撃した著者が詠んだものであるが、この四十の男の歌は四国のある農村で田仕事をしていた男の人が「秋の穫り入れの終わるまで待ってほしい」と哀願するのを聞きいれず、有無を言わさず田圃の中から直接トラックに押し込め連行してゆく状況を歌ったものという。

この人も終生島から出ることはなく、納骨堂に眠っている。

私が抱いている高村弥造さんも強制収容で入園しているが、島根の場合は「お召し列車」もなく苛酷な収容方法はとらなかったらしい。

萬霊山納骨堂

長島は周囲を海に囲まれた東西に長い島（約十八キロメートル）、島巾の広い所で二キロメートルと言われている。島の中心地点から東全域が長島愛生園、西全域が邑久光明園に区分され、島内に二カ所の国立ハンセン病療養所がある。江戸時代は岡山池田藩の放牧場であった。

瀬戸内海の白砂青松、風光明媚な島の景色が入園直後の人びとの郷愁を深くして「死」ばかりを考えていたと語られる人が多い。

泣いて来た桟橋今日は糸を垂れ

（出海喜多八『川柳七草』より）

この島へ上陸したら一歩も半歩も出られないとなると一変して、流刑の島景色となる。

私は昭和二十八年五月に就職したが、間もなく監房に収監される場面を目撃して鳥肌立った憶えがある。妻危篤の連絡で逃走したが捕らえられての入獄だった。

医療機関に納骨堂と監房の国有財産を所有しているのはハンセン病療養所だけである。
監房は昭和三十年代にそのままの形を埋め立てられて、その上は道路になっている。

病気を治すのに監房が必要だといった医者がいたが、監房で治る病気はない。

（島田等『次の冬』）

納骨堂は故郷の墓に入ることを拒まれた多くの入園者のための墓である。愛生園では本土に最も近い小高い丘に萬霊山納骨堂が建立されている。この丘を望郷の丘と呼ぶ。
私は退職時に、真宗同朋会導師伊奈教勝氏にお願いして愛生園の真宗のお寺で遺髪用の髪を切り取って戴き、骨壺に入れて納骨堂に納めてもらった。先年のお盆に自分の骨壺と対面したが、白い骨壺は赤い錦の袋を着ていた。
伊奈教勝氏は人間解放へのメッセージと題して本名を名告《の》り、五年間で二百カ所以上で講演をし過労から一九九五年逝去。『ハンセン病・隔絶四十年』（明石書店）の著書を遺された。

納骨堂から眼下に広がる海を虫明湾という。長島桟橋から虫明漁港の波止場まで約二キロメートルの距離。長島と本土虫明港を結ぶ連絡船の航路であったが、「らい予防法廃止」以前に長島大橋が開通し連絡船は廃止になった。

ある時、自治会役員の寺田さんからこの海を「骨壺の海」と、聞かされたことがある。

「患者が死んで分骨を持ち帰ろうとした家族が思いあまって、連絡船からこの海へ骨壺を落として帰る。時どき、漁師の網にかかるそうだ。長い間の勘でこの家族はひょっとして……と感ずることもあるが、家族の心情も解らぬことはない」と沈痛な表情をされた。

長島に架橋をと悲願の運動十七年、時の園田厚生大臣は「強制隔離を必要としない証し」として架橋の実現を公約、一九八八（昭和六十三）年、長島最西端と対岸瀬溝のわずか三十メートルの海峡をまたぎ百八十五メートルの橋が架かり本土と陸続きになった。

入園者はこの橋を長島大橋、別名「人間回復の橋」と命名した。

隔絶の時間空間を繋ぐ橋百八十五メートルを踏みしめ渡る

いのち生きて辿りつきたる思いにて長島橋をうつつに渡る

（福岡武夫短歌集『夢にはあらず』より）

お客さま

長島愛生園から長島大橋まで車で二十分弱、橋を渡り播州赤穂線の邑久駅まで約三十分、邑久駅から岡山駅まで三十分。十六時十分発伯備線やくもに乗車し、高村弥造さんの御遺骨を抱いた私は梅原さんと別々に空席を取り、ゆったりくつろぐことにする。

松江駅には十九時着、松江は雨だった。駅の玄関口で梅原さんと別れ、私は南口へ急ぎタクシーを拾う。自宅まで十数分の距離だが、桧山トンネルを通過した頃から雨は激しく降り出した。気分が重く滅入る。

わが家の玄関の鍵穴に鍵を差し込もうとするが、うまくいかない。

ガチャガチャ鍵穴を回しながら、母が生きていたら今夜のお客さまをお迎えするに当りサテ何と言うだろう。母は、

「千両箱拾うより仏を拾えと昔の人は言ったものだ。仏を拾えば家が栄えると言うてな」

雨滴が飛び散って体を濡らす。突然ワンワン、ワンワン勝手口から犬の大合唱だ。

「只今アー、ロク、ナナ、ステ吉、帰ったよォっ」我にかえったら鍵が開いた。手さぐりで廊下の電灯のスイッチを入れ、仏間に入る。

バッグの中から高村弥造さんのお骨壺を取り出してテーブルの上に置く。

急なことでどこへ安置していいものか――。


――高村のじいちゃんよ、ご先祖さまに相談するからしばらくお待ちを――

「上田家先祖代々の仏さま、岡山からお客さまをお連れいたしました。袖振り合うも他生の縁と申しますが、人は生まれて死ぬまでの一生に仏さまがいろいろと御縁を結んでおいでだそうで、この仏さまも私と深い御縁があったのでしょう。一週間お泊めしますから、皆さまよろしくお願い申しあげます」

「ばあちゃんよ、私は千両箱も男も拾わなかったけど、岡山から仏さまをお連れしました。嫌だとおっしゃるなら明日から御飯もお茶もお花もストップします」
――早くお客さまをお上げしなさいって。
「ハイハイ有難うございます。高村弥造さん、あなたのお座席はこちらでございます」
私は一人語る。

高村弥造さんは長島ではキリスト教信者であったが、西部の出身だから実家は浄土真宗ではないかと思う。我が家は浄土宗――。浄土教の香偈、三宝経、開経偈を読経、お線香を立てお灯明を灯して気分が落着いた。

午後九時すぎに御飯が炊きあがった。温かいお仏飯を供えて再び仏壇の前に座る。

お灯明の仄明りが赤い骨壺の錦袋を浮きたたせる。紫色か黒色か地味な袋はないものかなどと思いつつ、高村弥造さんとの対話が続く。

「今夜は島根の雨が降っています。去年の訪問のとき病室に入っていましたね。お元気そうでお年の九十三歳にはとても見えなかった。病気は軽くて、とっくに社会復帰は出来たのに――。高村さんは作業の左官仕事を長い間されましたね。作業から解放されてゲートボールを楽しみだしたのは七十歳を過ぎていました。島根出身とは長い間知りませんでした。同県人であることを知った弥造さんは喜んで『わたしにも貴女と同い年の娘が一人おる』とひと言。背が高くハンサムで、ひっそり静かに生きていましたね」

襖を開け廊下に出たら猫のチイコがスーッと足にまつわりついて来た。

「チイコびっくりするじゃあないの。驚かさないでよォっ」

廊下も浴室も玄関も居間も全室の電灯を点灯したまま、不夜城のようにして就寝した。

十月一日県庁の梅原さんから、十月二日T市の保健所で保健婦の岡林さんと合流するようにと電話が入った。

「高村さん、お待たせしました。おばあちゃんの待っているお家に帰りましょう。ご先祖の皆さま有難うございました」

仏壇から高村さんの御遺骨をおろして新しい白いハンカチに包み、黒い手さげ袋の底に入れて安全ピンで止めつけた。

午前九時八分発山陰線の下り快速列車でT市へ向かう。

悲しい安来節

浜田の駅を過ぎたあたりから、私は西部出身の安来ふじさんのことがしきりに思い出されてならなかった。

昭和三十八年頃、安来ふじさんは入園された。八十歳を過ぎていた。ハンセン病の症状は軽く、らい予防法が廃止になった現在では、一般病院外来の通院治療で十分に治り得る人であったが、一見して重度の老人性痴呆症で簡単な単語の他は言葉もほとんど失っていた。この老婆の記憶に一つだけ残されていたもの、それは安来節であった。治療棟の廊下や道路、居住棟で安来節を唄い踊りだすのである。

出雲ォォ名物ゥゥ荷物にゃならぬゥゥ

聞いてお帰りィィ安来ブーシィ

アラエッサッサァー

棒縞木綿、綿入れ半纏の着ぶくれ姿に手拭いを被り、歌の合間にヒァッヒァッヒャーと甲高い笑い声をあげながら身振り手振り面白可笑しく踊る姿が痛ましい。

この安来節のおかげで、おばあちゃんは一躍有名になり、園内通称名を安来ふじと名づけられた。間もなく県人会長の平畑さん夫妻がふじさんの家族代わりになって、身の回り食事等々、実にこまめに優しくお世話されるようになったのが、おばあちゃんには地獄で仏のような存在であったに違いない。

平畑さんを「ニイさん」、妻の良子さんを「ネエさん」と呼んでいた。二年後には寝たきり状態になって私の受持つ老人病棟に入室。ウーウーと言う奇声を発するだけで、あの安来節は歌えなくなっていた。

平畑夫妻と、私たち看護婦の見守る中、安来ふじさんは旅立たれた。数日後、御家族から届いた封書を平畑さんが私に見せてくださった。記憶に残る文面のあらすじは次の通りで、達筆の毛筆書きであった。

母の分骨のことですが、母がそちらへ入園しましてから世間の風は冷たく、私たち家族は肩身の狭い思いで暮らしておりました。人の噂も七十五日とやら、この頃はほとぼりも冷めてきましたが、分骨しますとそのままという訳にもゆかず、葬式その他の仏事等で母の噂が再燃するでしょう。年頃の子供もおります故、辛いですがそちらでよろしくお願いいたします。

安来ふじさんは萬霊山納骨堂に眠っている。

彼岸花の咲く道

十二時三十分にT駅に着いた。初めて訪れる町である。私は高村弥造さんに「高村さん、着きましたよ、T駅に。五十五年ぶりの故郷の風が吹いています。川も山も昔と同じです。高村さん、長い旅でしたね。お家はもうすぐですよ」見知らぬ町の感傷か、涙があふれ出て止まらない。

駅前のレストランで昼食をすまし、タクシーで保健所へ直行。岡林保健婦さんがにこやかに迎えてくださる。美しい人だ。

岡林保健婦さん運転の車で一路高村家へ向かう。町並みを過ぎて数十分、田園地帯の広がる農村を車は走る。柿がたわわに実り色づいている。田園の畦道に咲く彼岸花の色の鮮やかさ。岡林さんが車を止めた。

「この畦道を真っ直ぐ行ってあの家です」と指で示した家は、畦道を通り急坂を登りきった丘に建つ平屋、赤瓦の大きな農家風造りのお家の一軒家。玄関横の花壇の草むしりをしていた女の人が、軽く会釈をして、またうつむきながら草むしりを続けている。弥造さんにそっくりな顔立ちであった。

岡林さんに続いて玄関に入る。広い土間の冷やっとした空気を肌に感じる。間仕切りの戸を開けて岡林さんが「おばあちゃん、帰りましたよ」と襖の向こうに声をかけると、おばあちゃんが顔を出された。高村弥造さんの奥さんだ。

「遠い所を、無理なことをお願いしましてすまんことです。よーくおいでくださいました」九十二歳のお齢にはとても見えない。背筋もしゃんと伸びて身奇麗で凛とした表情と身のこなしに圧倒された。

「初めまして、上田でございます。高村弥造さんをお連れして参りました。弥造さんでございます」

手さげ袋から御遺骨を取り出して奥さんの手にお渡しした。

「あんた、やっと帰られましたなあ。結婚生活十七年、五十年間別れて暮らして……この病気ほど辛くて酷いものはありません。この人を連れて行かれてからというもの、保健所と警察が来て家中消毒ですわ。白い石灰をまかれてなあ、村中大騒ぎになりました」

五十二年間の苦しみが一気に噴出したのか、心の底から絞り出すような悲痛な叫びであった。

「誰も寄りつかなくなって、戦争中の昭和十七年でした。畠も田圃も私一人でやりましたが、父親が健在でしたから手伝ってくれました。この人も辛い思いをしたでしょう。家族にはまた別の苦しみ、難儀があります。家族には世間の仕打ちがあります。親戚だってそうです。戦争が終わって子供たちも大きくなって、やれやれと思っておりました。結婚話が起きあがる度に……破談です。とうとう長男はノイローゼになって……いまだに精神病院におります。長女が市内へ嫁ぎまして、時どき私を見に帰って参ります。今日は父親が帰りますので手伝いに帰ってきました」玄関横の花壇の草取りをしていた人が長女の方だ。

奥さんは私の手を急に握りしめて、「私は今日は本当に嬉しい。貴女がうちの人を連れて来てくださったことが。うちの人をよーく知っている貴女が来られたことが。うちの人の島の暮らしは?」

奥さんの尋ねる事柄を、私の知っている限りを尽くしてお話した。

「貴女が遺骨を隠して持って来てくださったことも。私は冷や冷やしておりました。骨箱を胸に抱いて入って来られたらどうしようかと心配していました。お寺さんにだけ話してあります。明日お寺さんと娘と三人でお墓へ納めます」

私の想像どおり高村家は浄土真宗の門徒であった。

「治る薬も出来て、時代も良くなり、世間の人も理解してくださるようになって、今は極楽です。私の家が老人クラブのお宿になって毎日楽しく遊んでおります。岡林保健婦さんが健康管理を、ホームヘルパーの人たちが買物その他の面倒をみてくださって、今は本当に言うことはありません」

名残りを惜しむ奥さんとお別れして玄関を出たが、娘さんの姿は無かった。私はこの家の玄関を出るとき意識して表札を見なかった。それは入園者の一人一人が本名を隠して生きる心情が私の心にも焼きつき沁みついているからであろう。

高村弥造さんのお名前は私が名づけた園名である。

岡林保健婦さんと戻りの畦道で嫁菜菊と彼岸花を摘み、高村さんの御遺骨を包んだ白いハンカチにくるんで帰途についた。彼岸花は仏教的には天地荘厳の花であるとか。

合掌

旅終へて帰る我が家に明りなし冷たき部屋にしばしたたずむ

政子

雪の道

さあ、何を話してよいのか――、病気になって五十年、おばさん忘れてしもうたが、おばさん七十四歳やからね――と、おばさんは語り出した。

(昭和五十年二月十日記)

ガラス窓の向こうは瀬戸内海、時どき風花が舞い散っていた。ここは長島愛生園の浄土真宗会館、島の北側の入海の湾に沿って建つ六十坪余のこぢんまりしたお寺。誰もが真宗のお寺と呼んでいる。私はこのお寺の客室で、新劇女優の毛利菊枝さんの面差しに似た下位《しもい》のおばさんからお話を聞いておりました。

おばさんは笑いながら、それから涙を拭いながら、辛くて長い〝らい〟の人生の話を……。

あれから二十五年、私もあの時のおばさんの年齢と同じ年になった。福井の方言と温もりのある優しいおばさんの語り口が懐かしく耳元に甦る。

すんでしまえば早いようでも、一日一日の積み重ねは、ほら苦しいもんやった。

私は福井の生まれで八人兄弟の末っ子でした。らいという病気はぜんぜん知らなんだが、十七歳の冬、炬燵で火傷《やけど》してね。お医者さんに行って治ったから、それはただの火傷やと思うてたの。それから二十歳まではどうものうて、年頃やから結婚せんならんし、二十一歳で結婚したの。間もなくお腹に子供がきてから、眉毛が薄うなって、顔が腫れてね。子供がお腹にきたら眉毛が薄うなる人もあるでしょう、だから、そういうふうだと思っていた。

お産がすんだら、眉毛が生えると思っていたのに、顔の腫れも引かんし、眉毛も生えんし、これはおかしいと思って、父親と赤十字病院へ診察に行った。そこでは〝らい〟ということは言わなんだが、お医者さんが「先祖にこういう病気の人はいなかったか」とお父さんに聞いたらしい。「家の先祖からそんな病気の者は出たことはない」と言うたら、「それだったら、悪性の皮膚病だ」と診断つけられて、ショックをうけてしもた。

そのときはお産をして一年以上たっていたけどね。女の子でした。地方の医者にも診てもろうてましたから、主人には「この病気は治らん病気やから、別れるのなら今のうちがいい。子供が沢山でけたら、別れられんようになる」と医者が言うたらしいですわ。

それから、主人の方から別れ話をもってきて、うちの父親もびっくりしてしもて、父も随分あちらにたてついたけども、治らん病気なら、こちらの方からたてついても、騒ぎが大きくなって不利になるちゅうことだで結局、泣き寝入りになってしもて……。

小川正子先生が、〈夫と妻が　親とその子が生きわかる悲しき病ひ　世になからしめ〉と、歌われましたが、ほらもう、悲しい病気には違いないわね。肉親が別れ別れになって暮らさんならん病気やから、誰の罪でもないと思うても、こんな辛い病気はありません。

草津温泉へ

私がこの病気で離縁されたことを知った伯父が、やかましゅう言うてきて、父に「どこかへ連れて行け！」と、せっつくしね。村におってもいい治療もないし、思案にくれて父親が「北海道の山奥へでも行って、小屋でも建てて二人で住むか」と言うたりしていましたら、草津温泉へ働きに行っていた村の若い衆が帰って来て、「草津に行ったら、そんな皮膚の病気の人がいっぱいおって治療をしている」ちゅうことを教えてくれてね、それで自分の行く所は草津だと目星がついたんです。

お父さんと二人で、草津へ治療に行くことになったんですが、私は子供を離さん言うし、お父さんは「子供を置いて行かなければ治療がでけん」と言うので、日にちが大分延びたんやけどね、とうとう私も観念して、泣き泣き子供を向こうへあずけて行くことに決めたんです。向こうから子供には絶対に会わんという約束をつけられて……。それっきり子供とは会えなんだが、その子も四歳で亡くなりました。

お父さんと草津温泉に向かって旅立ったのが、昭和四年の二月。乳飲み子を離してきたから、お乳がぱんぱんに張るし……ほら、悲しかった。病気いうても顔がぽおっと腫れていただけで、まだ軽かったしね。

父親と東京まで出て、東京から軽井沢まで。軽井沢の駅から草津行きの草軽電鉄にのろうとしたら改札口で駅員がお父さんに「あんたは乗ってもいいが、この人は乗せられん」と言うの。父親が「そんな、金を出して乗り物に乗れないいちゅう法律が、いつ出来たか」と理屈を言うてやったの。ほしたら駅員が「宮様がおいでた時からそうなった」――えーと、あれは……宮様のお名前を言われたけど――忘れてしもた。

お父さんは、どうしても納得でけん、警察へ行って聞いてくる言うて警察へ行ったんです。警察は「診断書を持っていたらいいが、無かったら仕方がない」と言う。それにはお父さんも観念して、日は暮れるしね。泊まる所はないかと聞いたら、あれは沓掛《くつかけ》とかいったかね――おばさん、もう年やね、忘れてしもうたが「あそこへ行ったら、あんたらの泊まる所があるから、あそこへ行きなさい」と。

軽井沢の駅から三里あと戻りして。お乳はぱんぱんに張って、コートの上まで滲み通ってしまうし――二月の十八日の、雪降りの真っ最中。

宿に着いて布団に入ったが、その布団が薄っぺらで、寒くて眠られせんの。そこで一夜を明かして宿の人におむすびを作ってもろて、朝早ように宿を出たんです。

宿を出る時「あんたは男やから、草鞋《わらじ》を一足持って行きなさい」と予備の草鞋を父親に渡し、私には「あんたは女やからよかろう」と言われて、お父さんがトランクをかついで、私は何も持たんと歩き出したんです。


行けども行けども山の中ばっかし。それでも行かにゃあならんの、家も村落もない所を。お昼を食べるのに雪の中で座られしません。歩きながらおむすび食べて……。

大分行った所で小さな村落があって、そこで道を聞いたら「あんたら、こりゃあ方角違いの所へ来ている」と言われて、また後戻りをして、朝の五時に宿を出て、草津に着いたら夜の七時やったから、十里もそれ以上もの道のりであったんでしょう。

途中から、わたしの履いていた草鞋が破れて、足がストンと出るようになっちまった。こりゃあ弱ったなあ、草鞋の代わりはないし、困ってしもうて、どこかで草鞋を売ってくれる店はないかと探したら、やっと一軒見つかって。「幾らでもお金を出すから草鞋を一足分けてください」と頼むと、ここらは稲を作らんから草鞋は無い、ボロで編んだ草履ならありますよと、それを分けてもろて履いて歩き出したら、ボロで編んであるから布に雪氷が浸みこんで足が重たくなって、とても歩かれない。とうとうそれをぬいで途中から裸足《はだし》で歩いたんですよ。

病む子をばあずけて帰る旅の空

いろいろもっけない（悲しい）ことが沢山あったけど忘れてしもたが、おばさんが覚えているところはやはり心に強う残ったんやろね。この雪の山道は何年たってもはっきり想い出してきますもんね。

それはほんまに苦しい旅やった。翌朝は足腰が痛んで、よう起きれんやろ思うてたけど、どうもなかったから若さやね。おばさんその時二十二歳やったもん。

お父さんは草津の宿に一晩泊まって、明くる朝、宿を発って行ったけど、娘を一人宿へ残してゆくのがお父さんも辛かったのでしょう。帳場の人に「田舎の娘だからなんにも分からんので、よろしゅう頼みます」と涙を拭きもって頼みんさったが――。

病む子をばあずけて帰る旅の空、とその時の辛い気持ちをお父さんが句に詠んだんですわ。今でもあの時のお父さんの姿を思い出すごとに……涙に……なるんです。

その明けの年にお父さんは亡くなりましたが、私は帰られなんだ。亡くなったこともずっと後になって、兄が知らせてくれましたけんね。

いろいろ人生がありまして、その人生を貰ううちに、ぶち当たっては立ち上がり、立ち上がり、現在まで来たんですよ。

死に物狂いで治そうと

草津の温泉宿には、らいの病者が大勢おって、治療をしていました。そこで「この病気は治らん」ということを知りましたが、私は子供をあっちへ置いて来たから、なんとか治りたい一心で宿に着いてから一所懸命に治療したんです。

離縁されたことが癪にさわっているのと両方で、ほらもう死に物狂いやった。治療はお灸が専門で、そのお灸の据えかたいうたら、とっても、とっても大変なもので、ほら、おばさんの体、こんなに灸の痕《あと》があるけど、これみんなその時の灸の痕ですのよ、プチプチしているの、みんなそうなの――。

着物の袖口をたくしあげて見せた灸痕、粒々の灸の痕が皮膚の上に更に白い皮膚と見るよりも熱湯による硬く盛り上がったケロイドの瘢痕の広がりである。指先から肩口、背中、大腿部、全身の毛穴の一つ一つに何百、何千。私は思わず「これ、灸のあとっ？」と絶句した。

診察にゆくと先生方がこの痕を見て驚き不思議がりなさるの。何十年たってこのくらいになったけどね。

お灸を据える時は一度に何十と据えてゆくから、それは熱いのを通り越して、体中が燃え上がるようなのよ。特に瞼の上と耳の横からうなじにかけてね、熱くて熱くてたまらんの。その辛抱ができんで途中で悲鳴を上げる人や、やめる人が多かったんですが、私は子供のためにと人のでけん辛抱を、耐えて怺えて九カ月間、灸治療にかかったんです。灸の痕は傷になって真っ黒い顔になってしもうてね。とても郷里には帰れんような顔になって。灸が終わると今度は色冷ましと言うて、温泉に浸して皮膚の色を慣らすんですが、何しろ温泉旅館に泊まっていることで、お金がいるんです。

今でこそ草津温泉は便利になっているけど、その頃は不便な所やったから、物が高うて、大分お金を使って、家に言うのが辛かったけどね、父親が嘆いてきました。

「こがあな病気でお金をかけるんやったら、お前に入れる金は人にも言われん。溝《どぶ》に捨てたらジャブンという音もするけど、お前の体に入れる金は音もせん」言うて親は嘆いたんですよ。

九カ月間治療をして、顔も体も灸の痕でどこへも行けんし、もう草津で暮らそう思って、兄に言うたら兄がとんで来ました。「こんな所におったらいけん。東京の田端に病者が宿をして病人を沢山下宿させて治療をしている家があるからそこへ行こう」と。今度は兄に連れられて東京の田端へ行ったんです。昭和五年になっていました。

その頃、田端や日暮里には病者の下宿屋が沢山あって、そこの或る家を紹介されて下宿することになったんです。下宿屋は、八畳、六畳、三畳と、二階もありました。下宿屋の主人はもちろん病者でね、ここでは大風子油の注射をするんです。それもみんな病者が注射を打つんですが、オレーフ（オリーブ）油と大風子の原液を薬局から買ってきて、私たちがそれを濾す役をやりましたよ、蒸し鍋でね。沸騰させておいて熱い液体を濾過紙で濾すの。冷めたら油やから固まってしまう。それを温めちゃあ入れて、何度も何度も、そうすると注射用の大風子油が出来上がります。

下宿人ばかりでなく、外から注射を打ちに来られる人もおり、在宅治療と外来治療よね。地方へ大風子油を発送したり、そんなんやった。そのほかに結節なんかも捥ぎ取ったりしてね、小さなメスを使って抉り取るの。

おばさんお灸の痕がこんなに腫れてたから、それには瀉血がいいと言うて、メスでシャラシャラ切るんです。三十回以上顔を切って、ほら、この頬っぺたのあたり、これみんなその時の傷痕ですの。白い線引きのケロイド。ほんとにもう線やら丸やら昔は治療薬が無かったから、いわゆる素人療法よね。病気の軽い人がおって、そういうことに詳しいのよ。切った後から水みたいのものが出て、それをアルコールで拭くの。それが痛いのよ。そんなの治療？　といえるかどうか分からないけど、それで顔の腫れがひくの。それがどういうふうになっているのか、ドンドン腫れがひいて、いま言うたら嘘みたいな話だけど。

国立らい療養所第一号長島愛生園

下宿賃が一日一円ぐらいのお金がいったかね。この下宿屋に三年おりましたが、長くなるとお金が大変で、下宿屋の主人が「あんたも大変だから、お勝手の方を手伝ったら宿代を棒引きしようちゅうことになって、一年ほどはお勝手働きをしていました。

ご縁があってそこにいた病気の軽い人と結婚しました。その人が下位でした。

それから私が大病をしてお金が一文も無くなってね、ちょうどその頃でした。東京の府立らい療養所全生病院という所から患者さんが来るんですね。東京見物とかいうて……。その人から療養所があることを聞いて初めて知りました。全生病院は満員で入園でけんが、岡山県に国立の愛生園が開園したから岡山へ行ったらいいと聞かされて、愛生園へ行こうと決心したんです。

主人は「行きとうない」としぶりましたが「もう私はここにおらん」と言うたら、主人もやっと納得してくれました。

岡山県の長島愛生園が、国立の第一号として開園した翌々年の昭和七年、この時、私は二十六歳、主人と二人で岡山県の虫明の漁港まで辿り着きましたが、虫明の愛生園事務所で「長島は定員の四百人を突破して現在は六百人入園しているから駄目だ」と断られました。

お金も無いし、帰る自信もないし、途方に暮れて困り果てました。

入園番号

ハンセン病療養所の入所者は一人一人に〝入園番号〟というものがつけられている。それは自分の姓名と共に忘れてしまっては、所内の生活に支障を来すようになっている。長島愛生園の一番新しいナンバーは六八五八である（昭和55・12・25）が、このなんでもない数字の一つ一つは、ハンセン病者として生きた一人の人間の長い、あるいは短い歳月なのだ。ちなみに平成十四年八月の入園番号は六九七七番である。

長島愛生園の入園番号は一番から八一番までを開拓患者という。彼らは最も早い入所者であったというだけではなく、日本最初の国立ハンセン病療養所としての長島愛生園が、昭和五年十一月二十日に開園した時、園の基礎を築くために初代園長光田健輔氏によって、東京府下北多摩郡にあった府県連合立療養所の第一区東京府県立東京全生病院の入所者の中から選抜されてきたひとたちである。

昭和六年三月二十七日、開拓者としての彼らが初めて長島に上陸してすでに四十八年（昭和55・

12）、そのほとんどの入園番号は欠番になった。三十九、八十一番だけが生存している。
入園番号順に整理された膨大な病歴綴はその終章に朱筆で〇年〇日没と記述され、悲運の歴史を秘めて愛生園の病歴室で静かな眠りについている。私が昭和五十六年まで勤務していた精神病棟で、老人性痴呆症患者に記銘力テストを行うと、最後まで記憶していたのは入園番号であった。

四五六二番はわたしのための
わたしの入園番号
わたしが生きている限り
退所せぬ限り
与えられた背番号の烙印は消えぬ

（さかいとしろう「つくられた断層」（部分）『らい』13号、一九六八より）

東京田端の病人宿で住込み働きをしながら治療をしていた下位のおばさんは、昭和七年の十二月、国立の療養所が岡山の瀬戸内に設立されたことを知り、当時、結婚したばかりのご主人と長島愛生園の対岸にある漁村の虫明港の愛生園事務所に、入園依頼に訪れたのであるが、収容人員の六百名を超過していたため、入園を拒否された。

「あんたらはまだ若くて元気やから、帰りなさい」と言われたが「帰れと言われても、もう帰る自信もお金も帰る家もありません」と、途方に暮れてしまった。そんな私らを見て気の毒に思ったのか事務官が「知り合いの人が愛生園にいるか？」と聞かれたので「全生病院から長島の開拓者として来られている末沢さんを知っています。その人を頼って来ました」と言うたらやっと許可が出て、すぐ迎えの船が来ました。

そのとき迎えに見えられたのが宮川事務官でした。とても優しい人でした。虫明から船に乗る時事務官が「これから長島に行くが、園に入ったら喧嘩をしないように。光田先生が一番お嫌いだから、誰とも喧嘩をしたらいけませんよ」と言われたのが第一印象です。私は未だにそれを細々でも守っているつもりだけどね。それから長島の生活が始まったんです。年は二十六歳やった。入園番号は六〇九番です。

船が長島の収容所桟橋に着いた。橋は一尺幅ほどの桟橋が陸まで渡してあったんです。船が着いたら収容所の回春病室から、着物に赤い三尺帯を締めた十四、五歳の女の子がとことこ走って迎えに来てくれてね。私が陸に降りるとその子がいきなり「お母さーん」と抱きついてね。それが林の花ちゃんだったの。花ちゃんも病気のためお母さんと別れて愛生園に収容されたばかりで、私が母親に見えたんですって。それからの御因縁をもろうて未だに花ちゃん夫婦とは親子の付き合いになってもろておるけどね。

回春病室に収容されたけどベッドはいっぱいで、床の上にゴザを敷いて寝ていましたが、今残っているのは三人しかいません。花ちゃんと私と加戸さんとね。ほかはみんな亡くなりました。みなさん萬霊山に眠っておられます。ついこの間も花ちゃんとこで収容記念日に御飯を食べたんですが、そんな話になったんです。

千代田寮

島の中央はるかに南、小豆島を望む丘、この上には近き将来恵みの鐘楼が全入園者の労力奉仕により建設されようとしているが、その丘の中腹に建てられた小住宅は宮内省の職員方の献金により建てられたものである。

宮内省においては、上は大臣より女官、下は小使に至るまで月々寄附され、十坪住宅寄附運動を賛助せられたが、そうした厚志の結晶はすでに五棟の小住宅となり、第一より第五千代田寮と命名されたのである。

（「十坪住宅物語」『宮川量遺稿集　飛騨に生まれて』一九七七より）


夫婦寮は一千代田寮から三千代田寮まで出来ていまして、四千代田寮は壁がまだ生がわきでした。回春病室から来た夫婦者と、私ら夫婦の二組が四千代田寮に入りましたが、六畳一室に二組の夫婦が同居するんです。それも千代田寮に入れる夫婦は入籍をしている夫婦で、内縁夫婦者は十二畳に三組も四組も夫婦が雑居するんです。私らは二組やったからそれでもいい方でね。

台所も水屋も一つ、火鉢も一個しかない。二組の夫婦が共同で使用するから、その時はみんながそういう風だったから、さほど負担には思わなかったけどね、今になったらとてもできないことよね。

四畳半の夫婦寮が出来たけど、私らは三年間千代田寮で暮らして、それから四畳半の夫婦寮に移動しましたが、千代田寮を出られることをその頃、千代田学校卒業生と呼んだんですわ。

四畳半に一組の夫婦寮は数が少なくて、順番を待つので大変でした。四畳半の夫婦者のうち、誰かが死んだら順番が早よになる訳で「今度は順番だれや」「誰それが弱っている」言うたら「ああ、今度はあの人が四畳半に当たるわい」と言うたもんよ。それが人間の本性やないかね。そこにはやっぱりさらけ出す人と、上手に囲う人があるけどね。

昔は今のように看護婦さんに看てもらうことは無かったでね。他のほうは看護婦さんがしてくれても、病気になって病室へ入ったら患者が看とりをした訳だから、病気になった時に、頼る人がほしいのと、共同の雑居生活が辛いのとで、この二つの条件が重なって結婚する人が多かったんですわ。今のようにこうして部屋を一つもらっておれば、なんということは無かったけどね。あの頃は結婚せなおれん時代でした。

園内患者作業

入園した時には体が弱くて毎月寝とるような状態であったけど、おかげで年ゆくうちに元気になりました。療養所に入ったら働く、ということは全然知らなんだが、入ってみると社会（療養所の外を社会といった）のように作業があって、いろいろすることが沢山ありまして、追われることが多くて、本当に追われづめでした。

患者は　患者の住む家を建てた
患者は　患者の歩く道を切りひらいた
患者は　雑木林を開墾して田畑を作り
　　　　豚や鶏を飼った
患者は　生きた証のために　丘の頂に鐘楼堂を建立した
　　　　数百本の桜を植樹した
患者は　病める患者をなぐさめ看とった
患者は　看とった患者に看とられて往生した

患者は　患者の楽土建設にはたらいた
働かなければ患者の目が、その裏側の目も
うるさかった

だから
甲、乙、丙の作業別種目のどれかを選んで
十銭、八銭、六銭を頂戴した
それも園内通用金券で
正真正銘の日本銀行券は　ご法度

（さかいとしろう「つくられた断層」（部分）『らい』13号、一九六八より）

豚、牛、鶏の飼育、畜産、農業など、みんなと一緒に作業をしました。私は女の人と二人で新良田地区の畜産農業部のご飯炊きに行ったの。通いで行っていたけど関節が痛くて遠い道が歩かれんようになって、近くの本炊事場に替わりました。そこで職員の下働きで、菜っ葉切ったり、沢庵切ったり、いろんな下働きを一年しました。

主人は最初は、豚飼いに行って作業ズボンがないので別珍のズボンを二円出して買い、ほかに地下足袋買ったら小遣金はたいてしもて。〝豚飼い〟は月に三円、最高の作業賃やった。月三円超過したのは天引きされるの。小遣金は月になんぼと決められていて、お金は園券で支払われるの。ほんとのお金を持つことは許されず、園内通用金券（園券）というものを渡されて、一円は立派な小判型で、みんな平等主義が建て前ということと、逃走防止のためにそんなお金が渡されたの。炊事場から塗工部に替わって、今度は塗工部の下働き、お茶くみから左官の下塗りの仕事、掃除なんかをしたり、塗工部員が十一人くらいいたかね。その十一人中、今残ってる人は私と惣兵衛さんの二人だけ。みんな亡くなりました。

光が丘恵みの鐘

納骨堂は私らが来た時には鉄筋が組んでありました。奉仕奉仕で行ったものです。不自由者も女も子供も、あの頃子供たちが百人くらいもおって、青年団も多かったし賑やかなもんでした。納骨堂を建てた親方は全生病院から来た開拓者で、背のこまい人やったが、腕の確かな人でした。家も建てた。納骨堂も、鐘楼堂も建立した。鐘楼堂の建物は一切親方が取りしきって、青写真がくるのが遅くて親方は随分あせって、途中で頭にきちゃって、みんな心配したんですよ。それほど大変な仕事やった。

鐘楼堂の石段は患者の石屋さんが五、六人主になって石積みをしたの。私ら塗工部員は上の丸柱四本を塗ったんですが、あの洗い出しが難しゅうて、左官屋さんがコンクリートを丸く塗ってゆく。塗り方が悪いと親方がベェーッと落としてゆくの。ほしたら下の人は泣くしね。あの時は何も考えとらんね、みんな必死でね。「ここはお前がまわれ」とホースで洗い出しするけど中々難しいのよ。親方が洗い出してコンクリートを落とすと小粒の石が落ちる。その石を捨てられないので水道の所へ行って篩《ふるい》にかけてセメンを流し、石だけを取り出すので手が皺くちゃになって傷だらけ。明日が除幕式だという前の晩は職員も朝まで仕事をしました。

あの高い所へ砂利やら石やら運び上げるのに、入園者もよくやったもんだ。あの大きな石を全員が綱で引っ張り上げたんだから。その時ロープが切れてね、それだけ大きい石やった。みんな一丸となったら人間はなんでもできるのよね。みんな若かったし、愛生園を造り上げるという誇りがそうさせたんでしょうが。また、園当局もそのように仕向けるのが上手やったの、園長先生がね。

石垣でも立派についていますよ。柱もね。あれでも親方は気に入らなかったんだから。親方の嫁さんが言うていたけど「うちのは、あの鐘楼堂は二度と見たくない。納骨堂は自分の精神を打ち込んで出来たんだが、鐘楼堂は日が迫って、焦って焦ってやったため、これが後に残るのかと思うと見たくない、と言うて、竣工式が済んでから死ぬまで一回も上がらなかった」と。丸二年の歳月をかけて昭和十年十一月二十日が竣工式でした。

緑に甦る島（I）

瀬戸美佐夫

鐘楼建設の計画が成って

週に　一度と決められた　全員奉仕は
海浜から　砂と小石とを運び
綱をつけて　引っぱった

山上の石碑の巨岩
力を合わせた　人々の喊声の合唱が
丘を超え　海を渡って
遠くの山々に　反響した

老人も子供も　職員も看護婦も
皆ひとかたまりになって
夜を日についで　終に完成した
コンクリートの　近代式鐘楼

鐘は島の日めくりのように
人々の希望への歩調となって
島の　明け暮れに　鳴った
その温情の響は
亦、病の床にある時も
待遠しく
母の慰撫の手のように　聴えた

（合同作品集『小島に生きる』宝文館、一九六二より）

鐘楼堂が完成したとき園から労いとして駄菓子が一斗缶一箱、作業部員に出されまして、それとみんな部員同士がお金を出し合って、おしる粉として祝ったの。それでみんな満足していたのよ。

光が丘の竣工式には西本願寺から大谷裏方さまがおいでなさって、社会から立派なお方が見えられるとなれば入園者はまた大変なのよね。光が丘から下って来られる道から、ご視察される園内の道路には砂を敷きつめて、それがみんな楽しゅうて。どうして楽しいのか、ゴチャゴチャ文句を言う人は一人もいなかった。今のようにテレビがあるわけではないし、人と人との繋がりが本当に密接やった。お互いに労りあって暮らしていたからなんでしょうが、そうしなければ暮らせない時代でもあったんですよ。

光が丘晩鐘

愛生園の名所のうちナンバーワンに上げられるのが光が丘鐘楼堂である。愛生園が新聞、雑誌、テレビ、機関誌などで紹介される時に決まって登場するのがこの光が丘の恵みの鐘である。鐘は平等院梵鐘で口径六十六センチ、高さ九十センチである。鐘には貞明皇后の、〈つれづれの友となりても慰めよ行くことかたきわれにかはりて〉のお歌が貞明皇后の妹さまの大谷祇子《きぬこ》裏方の染筆によって刻銘されている。このつれづれの歌から鐘は「恵みの鐘」と命名された。全国のハンセン病療養所につれづれの歌が伝達された昭和八年十一月十日を「恵みの日」とし、この日を記念して入所者は海岸から石材用の石と砂を運び上げる等の鐘楼堂建設の労力奉仕に取りかかり、二年間の工事を終えて昭和十年十一月二十日に竣工式、並びに撞初《つきぞめ》式が大谷裏方をお迎えして執り行われた状況は、下位あさおさんの貴重な証言によってつぶさにご理解いただけたことと思う。

楼台の石垣の中央の大巨岩石には西本願寺大谷尊由猊下《げいか》の染筆「恵みの鐘」の銅版が嵌められている。

恵みの鐘は、西本願寺仏教婦人会から贈られた千五百円が基金となっている。酷暑、極寒、風雨の日にも毎朝夕六時に機械的な正確さで鐘を撞き、刻を告げたのは入所者である。平成三年三月二十九日自動式に切り替わるまで、竣工式から実に五十三年間一日の休みも無く鐘は撞き続けられたのである。入所者千葉修氏の随筆に「光が丘晩鐘」がある。


朝の鐘もいいが、夕映えに光が丘の芝生が黄に染まる頃、寂《しずか》な余韻を曳いて鳴る鐘の音は、何とはなしに心に沁みこんでくる。そして今日の一日を省みる心のゆとりが自ずから萌《きざ》して来るのに気づくのである。今日も終ったな、と思うと同時に、あのミレーの詩心にも通うような何か祈りたい素直さにたちかえるのは私一人でないのであろう。(以下略)

鐘楼堂へ上がる石段の正面数メートル向うに、長島俳句会〝蕗の芽〟の創始者、大田あさしの句碑が愛生園陶工部の手になる陶板に刻字して、山桃、桜、楓などの繁みを背にして恵みの鐘と向きあって建っている。

みめぐみのかねにさめたりはるのあさ　　　　　　　　　　　　　　あさし

貞明皇后の〝つれづれの歌〟の返答歌と伝え聞く明石海人の歌碑は、光が丘の東の端、鬱蒼とした楓の森に包まれて静まっている。

みめぐみはいわまくかしこ日の本の癩者と生《あ》れてわれ悔ゆるなし

長島の岩

昭和八年十一月十日起工
砂利や小石や大石は　長島の浜から

子供や老人　盲人も
一つ一つ手に持ったり
バケツリレーで山の上まで
運んで　登った

丸柱四本の塗りと洗い出し
塗工部員の涙が沁みこんでいる
中央の巨岩は　大勢の入園者が
綱をつけて引っ張り上げた
そして完成した手作りの
光が丘の鐘楼堂よ

長島騒じょう事件

光田園長先生が宮中からお招きを受けられて、園にお帰りになると、みんなが真っ先に何を喜ぶかと言うと、おしる粉が出るからなの。あちらでお茶菓子に出されたものを園長先生が戴いて帰られ、それをおしる粉に入れて入園者におすそ分けをするんだけど、ああいう所で出されるものやったら、こまいもんでしょうよね。だからおしる粉に入れてみんなにいただかせてくださるんだけど、それでみんな喜ぶわけよ。恩寵のおしる粉や言うてね。

それから収容人員が六百人を突破して、百人増えるごとにお祝いとしておしる粉が出るの。そうして祝っているうちに、人員がだんだん超過して、一人の食糧費が少のうなって、ほかのことにも無理がかかり、とうとうハンストに発展して大変な騒ぎが起こり、園長先生もご苦労なさったのよ。入園者全員が礼拝堂で総会をして、「ただいまからハンストに入ります」と代表者が言うたが、私は、ハンストって何のことやら分からなんだ。ほしたら一緒にいた人が、「あさちゃん、ハンスト言うたらマンマ食べられんのよ」「あれぇ、御飯食べられんの、そうかぁ」言うてねえ、びっくりしてしもうてねえ。

元気な患者はむしろ腹を立てて、ほら勇ましいもんやった。光が丘へ上がって鐘は乱打するし、ほいでとうとう鐘にひびがはいってしもて、今の鐘は二代目ですわ。それだけ激しかったの、そこへゆくまでには鬱憤や、くすぶったものがあったわけよ。この事件を長島騒じょう事件［注］と言うんだけど、生きた心地がしなかった。

鬱憤したものの中には、強制収容の反発があったから、そりゃあひどかったのよ。強制収容で連れて来るのに……。

無慈悲な強制収容

馬糞がそのままになっている貨車に、そこに、二十人から三十人も収容して連れて来るんだから、ひどいお召し列車でね。松坂のおばさんら、そうして連れてこられたのよ。

騒動にもってゆくには、それなりの理由が患者にあったからなのよね。鳥取の人で、病気の軽い人やったが、乳飲み子を置いて連れてこられて、逃走して帰ったら園の職員が先回りをして、また連れ戻されて、とうとうその人は帰らなんだが、どうなったのやら……園長先生が警察権をもっていたから、強制収容は手錠がかからんだけのことで、逃走して捕まったら監房に入れられて……冬は寒い、夏は暑い牢屋に。逃走する人にはそれなりの理由があるのに、ほんとに無慈悲な強制収容やった。

長島は色々変化が起きています。戦争前と、今日というと、とてもとても言葉にならん変わりかたです。

私はこう思うの。今、現在すべてのものが、私たちに恵みを与えてくださっています。が、戦争中は皆で力を合わせんと、やってゆかれん時代やったからね。ほで園の方針や規則に外れてしまった者は、みんな監房に入れて、ああいうもの、あろうがなかろうが、私はちっとも恐れることはなかったけど、はたから今思ってみると、ほんとに無慈悲なことがあったなあと思います。

緑に甦る島（Ⅱ）

瀬戸美佐夫

年毎に　定員を超えて集まった病友
日本全土の隅々から

様々なお国訛が
やがては　仲良く溶け合って行く
小住宅　十坪住宅と　病室の増築に
忙しい　拡張工事

快活に　唄いながら
地ならしの　トロッコを押す
元気な　患者の土工
かーん……と反響する
鉄鎚と　レールの余韻
石工の　ノミから火花がはじき
大工の玄翁と
木を削る　鉋の音が　風に流れて飛んだ。

やがて高々と　丘の上に　立ち並んだ小住宅
島の家族は　超満員に
一千を超えて　膨張した。

だが　この恵みの島にも
亦　試練の日は　繰返された
人と人との感情に
ふと行き詰った　歯車
拒食《ハンガー》ストライキは
患者のみの　我儘《セルフイツシユ》　か？

（『小島に生きる』より）

強制収容は、ハンセン病を無くすためには、あれくらいやらないと今日はなかったと思うが、家庭を裂かれて、田んぼの中からでも引っ張って連れて来たんだから、あんな厳しいやり方でゆかなんだら、ハンセン病を撲滅することは出来なんだろうけども、そうした時に病友が悲しんで逝ったことを現在の人は忘れていると思います。それを、思えと言うことは無理だろうけれどもねえ。

自分自身というものに、精神的に甘えすぎていると思う。私はそう思うんです。時代がこうなったんだから、そうなんだろうけれども——今日あるのは、その先輩の苦労の結晶であることを忘れてはならんと私は思う。園長先生方も私たちのためにはご家族あげてのご苦労やったんやから、今こうして、ハンセン病になる人もすくなくなって、ほんとに幸せですよね。もう、わずかになったんだから。

主人が亡くなったのは戦争中で、何しろ食べ物がない。朝は粥食、昼は麦御飯が少々、晩はさつま芋かじゃが芋。それから小麦のカスを食べたり、菜っ葉のお菜はご馳走やった。そんな時代に主人は病気が悪くなって死んだんですが、その頃私は外科の治療手伝いの仕事に行っていました。外科傷《きず》の悪い患者が大勢いるのに材料がない。治療手伝いの仕事も大変やった。一人に一時間から二時間も治療にかかる人がいたから。あの人ら、ほんとにあんな苦しみをして亡くなって逝ったんやが、主人の場合もそうやった。盲人になり全身が傷だらけで、それでも病室へ入らないで部屋で六年間患ろうて、その間いろいろ看病しました。

主人が亡くなってから再婚なんかと思っていたけど、戦争中で物がないし、友達が切ない思いをして作ったものを持ってきてくれるでしょう。それも心苦しいし、独りでは生きてゆけん思うて再婚に踏みきったわけ。二度目の結婚が昭和二十年やった。結局、前の人と同じ道をたどったの。

病気が重うなって、その人も六年間看病したんですが大変気難しい人で苦労が多かったですわ。授かった道はどうしても果たしてゆかねばならんと思って一所懸命に尽くしました。そこで、頼るべきものを頼らず、頼れないものを頼りにしておったんだと気がついて、仏さまの真実の教えを信じてゆくよりほかに、確かなものはないのだと初めて気がついて。小さい時から、仏さまの前に出してもらえるように育ってきましたが、いろいろなことがあっても、うかつに聞いておったでね。ほんとに頼りになるものは真実の親よりないのだと思って、身を入れて道を求める機会は主人が亡くなって、一人寂しゅうなったときにきづかせてもろうたんです。

藤井導師との出会い

真宗の座談会のたびごとに出させてもろていましたが、自分の信心を、みんなの前でさらけ出して言う勇気がなくて言えなんだが、ある時、御縁をもろて、戴いている気持ちを話したんです。「私は業の世界ばっかり眺めて、業が深いからこんな病気になって悲しみがつきまとう。少しでも良いことをしたら業が軽うなると思って努めさせてもらいます」と言うたところ「そんなの役に立ちません」と、藤井先生が、それこそ大音声を張りあげて……あの声がいまだに忘れられません。「そういうものは、お浄土になんの足しにならぬばかりか、災いになっても、なにひとつ往生の道にそうてはおりません」と。

座談会がすんで部屋に帰ったけど、もう、じっとしておられんのよ。ここが、胸がね、今晩の命がなくなったらどないなるかと思ったら……とうとう一晩眠れなんだです。あと繰り返し繰り返し、いろいろ考えて、〝私は自分勝手な戴きかたをしていたんだ、何も私が心配する必要はなかったんだ、親の力に任せるほかはなかったんだ〟という思いを自分でかみしめ、気がついたら朝になっていました。それから急いで藤井先生の寮へ行ったんです。

先生が「来られなかったら私が行こうと思っていました、よう来た」と言われましてね。それから先生とお話をして、先生が「よかった、よかった。どんな時にも乗り越えてゆけますか」と、また、念を押されました。

「今までこうしてこれたんですから、今後は大丈夫です」「それで結構です」と藤井先生も喜んでくださいました。

それからますます道を深く求める御縁になったんです。

雪の道

昔のいろんな苦難の道を通ってきて、今の喜びが味わえると思うんです。苦しむいうことは辛いようだけど、人生の味わいからゆくと一番幸せよねぇ。不幸にあうことが決してマイナスじゃない。自分に尊いものを得られていると私は思うから。だけど人間はやっぱしその場にあたったらなかなか一刻一刻、時間をかせいでゆくことは容易なことではないよね。そこにやっぱし一人ひとりが固い信じるものをもたないと、くじけそうになってゆきがちよね。その時、立ち上がらせてくださるのは、自分の信じている教えだと思うの。

親鸞聖人も九十年間、〝ああ、今日はよかった〟と思える日は十日も無しにいろんなご苦労の道を歩きなさって、人びとを導きなさったんだから、寒い日があっても親鸞さまは雪の道を裸足で歩きなさって、人びとを導きなさったんだから……。今は、何も辛いことはなくて、自分でこうしてお寺へ来させていただいて、長生きさせてもろて、幸せだなと感謝しています。

この病気は一番悲しい病気やで、だからこの病気は根こそぎなくなる日を願うよりほかにはない。おかげでこの病気にもよく効く薬ができたから随分明るくなったけど、これから愛生園でも、どこの療養所でも、もう五年か十年もたつと寂しいものになってゆくと思うね。

人間として、生きることを考える病気ではあるけれども、それが一番大切であるけれども、つきつめてそこまで見れる人がいるかと思うと不安やね。こんな贅沢な世の中になって、すべてのものにうちもたれてしまって、勇気をもってこれをしようあれをしようという気力を失ってしまってお ると、おばさんは思うのよ。病気の方はお医者様が治してくださるだろうけど、精神面にはもう少し気合を入れないと、みんな呆けてしまって、そのうち精神病棟はいっぱいになってしまうわよ。そうなったらどうするのよ。イヤになっちゃうよ。

もうここが故郷

おばさんの日課は、朝六時に起床、まずお仏飯のスイッチをいれ、お布団をあげ、部屋を掃き出し身支度をして七時過ぎに御飯よばれて、それからお仏飯をお供えにお寺へいきます。心ゆくまでお勤めをあげて、それから帰って洗濯したり売店へ行ったり、治療に行ったり、それで結構一日が忙しいのよ。思うように行動できることが幸せよね。欲は言わんでいい。ここまで生かされて、不足ない生活をさせてもろうて、喜んで寝ようとみんなで話をしている。

故郷についての想いはなんにもない。肉親は誰もいないし、お墓も京都へ移したそうやし、東京に姉が一人おって、この姉が私の病気を一番理解してくれてましたが、この姉も五月に亡くなったということを甥が知らせてくれた。その甥が正月前に電話をしてきて「一度おばさんに会いたい」と言うから「おばさんは誰とも会いとうない。この施設にいれてもろて、なんの不自由もなく暮らしているから安心してくれ」言うたら「フーン」と言うとった。そして「母さんから常々聞かされているから、おばさんのことはみんな知ってるよ。家の煤払いをすまして一息ついたらおばさんのことを思い出して、どうしているかなと思って電話したんだよ」と言うてね。身内といえばこの甥だけ。電話番号を知らせてくれたけど、うっかり電話を入れてもあかんと思うて、年賀状を出すことも控えているの。

病気になって郷里を出たころは、子供のことが昼寝をしてもずっと夢に出ていたけど、もう夢にも出ない。それだけ思わんことやね。もうここが故郷。園長先生も、先輩も、皆親しい人たちが納骨堂におられるし、一緒のところへ入らせてもらえるから安心しておられるが、私は、死に際には、苦しんで死ねたら、苦しんであちらへ帰らせてもらいたいなあと思っているのよ。

ここが、この島が自分の家やで。こんないい時代に巡り合うまで生かされて、この時代を知らないで、苦しいどん底で逝かれた人たちのことを思うと悲しゅうなるんですわ。

お寺のお守りをさせてもらうことによって、私が元気でおられると思う。そういう希望があるから、皆さんに迷惑をかけるかもわからんけど、続けられる間はお仏飯のお供えをさせて戴こうと思っております。年寄ってぬくうなっておったら頭がいよいよあかんようになるから、頑張らなくては。まだまだ言い尽くせないやろし、もうみんな忘れているが、一番自分の身に、こう苦しかったいうか、そういろいろ受けたことは、いまだにこうしてしゃべれば出てくるのね。普段は何も思ってないけど、やっぱり心底に受けたもんは、話し出せばパッパッと出てくるのね。みんな角度の違った苦労をしなさるが、その人もその人に与えられた人生を歩んで行くんだけれども、その人生を踏み外さないで生きてほしいと思って、前にはそう思っていたけど、この頃は思わんようになった。みんなそれぞれ落ち着きなさったのよね。二回目の結婚をした時、あまりにも辛いのでいっそ別れたろかと思うたけど、あの時、別れなくてよかった。自分がここを乗り越えないけんという、だれ言うとなくそんなものがあったのよ。あれに支えられて、それを逃れて真っ直ぐに歩ませてもろうたことは、これは目に見えない力、お光であって、今日一日おろそかにしてはならんと常々思います。仏さまはみんな知っていてくださるやろし、その中に包まれているんやで、ごまかすことは出来んのよね。人間は何かにごまかされようとしているのが、私らの姿やで――。

今、こうして婦長さんとお話できたのも、ふかァーい、ふかァーい、遠い宿縁の催しが現れてきたんでしょう。長いこと、思うままにしゃべらせてもろうてすみませんなあ。ほんとに、ありがとうございました。

追記

下位あさおさんは長島愛生園入所者の長老的な存在で、浄土真宗はもとより一般入所者の多くの人びとから「下位のおばさん」と言われ、親しまれ、敬われた人です。国のハンセン病対策などの推移の渦中から、近代に至るまでの六十年間のハンセン病の歴史を見据えた証言者でもありました。私は在職中「病者は如何に生きたか」をテーマとして聞き書きを思い立ち、真っ先に下位のおばさんを浄土真宗会館にお訪ねした。昭和五十年の十二月、それから一年がかりで聞き取りをし収録し、整理した原稿を再び掘り起こして、今回「雪の道」と題して発表しました。

下位あさおさんは昭和六十二年九月四日、胃癌と大腸癌を併発、ご逝去されました。行年八十五歳でした。

［注］ 長島騒じょう事件

「一食を割き半座の褥《しとね》を譲る」をスローガンとした患者の抗議運動は、昭和六（一九三一）年の開園以来、年ごとに入園者は定員数を超過し、昭和十一年には定員八百九十名に対し、入園者は千二百十二名にもなった。予算の定員主義と収容の定員超過との矛盾は患者にとり忍従の限界に達したのである。患者の作業謝金は政府予算に一文の計上もなかった。その財源はすべて衣食住など各予算の頭をハネてあがなったのである。

らい根絶、らい撲滅運動は各県に無らい運動を活発にし、各地において強制的な集団収容が行なわれた。職員の間には開園当時の情熱と愛情は次第にマンネリズム化し官僚的傾向が強くなって、職員・患者間には相互不信の気分が濃く深くなり、園内の統一と調和が破綻にひんし、年来うっ積した患者の不満が爆発したのである。昭和十一年八月十三日から八月二十八日まで、生活改善と自治権獲得のために光が丘上におけるハンスト抗議に発展した。これが長島騒じょう事件で、長島の歩みを知るためには筆をとらねばならない事件である。

(『長島愛生園略史』より)

望ヶ丘の子供たち

私がかつて勤務していた岡山県の国立ハンセン病療養所長島愛生園の東部地区に、望ヶ丘と呼ぶ丘陵地帯がある。

望ヶ丘から眼下の瀬戸内海をはさんで海上約十キロメートルほど向こうに、長島と平行して東西に長い島、小豆島の山々や海岸線の美しい景観が終日視野の中に入る。小豆島八十八カ所霊場札所恵門の滝の灯りが星粒ほどの瞬きとなって見える夜もある。天気の澄み切った晴れ渡った日には小豆島の福田の里、大部、小部の人家や、海岸線を走行するバスの小さい姿を目にすることもある。こんな日のことを雨寄せ日和といい、雨が近いと言う人がいた。

望ヶ丘はこんな風景の一望出来る山の中腹一帯で、ここにハンセン病の少年少女たちが生活している寮が建ち並んでいた。長島愛生園の開園は昭和五年十一月二十日である。昭和六年頃に学齢児二名の入園記述がある。児童の入園は増える一方で児童のための寮を建て特別に保護する必要上、療養優先の学校教育と子供専用の寮が建設された。

昭和九年に京都キリスト教婦人会寄贈の平安寮、昭和十年に三井報恩会から報恩寮、昭和十二年に鳥取県予防協会から白兎寮の寄贈を受け、この三寮に男子児童を入寮させて少年舎とした。昭和十年香港在留日本人会寄贈による香港寮、昭和十一年に山陽高等女学校から山陽高女寮が寄贈になり、少女舎になった。少年少女舎を総括して少年舎と呼んでいた。

長島愛生園入園者五十年史『隔絶の里程』（昭和五十七年）に、光田初代園長は少年少女舎の建ち並ぶ裏山の自然石に「望ヶ丘」と大書してこの一画を望ヶ丘と命名されたとある。

寮には男性患者三名の寮父と女性患者二名の寮母が住込みで子供たちと起居を共にし、寮父寮母保護のもとに自治的な生活が営まれていた。子供たちは寮父を「お父さん」、寮母を「お母さん」と呼んでいた。大戦下には十八歳未満の少年少女たちが百名あまりも暮らしていたという。

子供たちの日課は、朝五時半起床、先ず東方遥拝、黙禱、君が代斉唱、国旗掲揚、ラジオ体操、寮内外の清掃、朝食。食事は峠一つ越えた炊事場からリヤカーで運搬し、裏山から薪を集めて湯を沸かし、漬物を切り、食事の後始末などすべて児童の手で行われる（『隔絶の里程』より）。当時の児童の文集には子供たちの作業の実態がくわしく述べてある。

明朝は私のお湯沸かし当番なので早く起きなければいけない。T姉さんに四時半に起こしてくれるように頼んで早く寝た。自分で頼んでおきながら起こされるのはいい気持ちではない。外は真っ暗、火はなかなか燃えつかない……。

年少病者を患児、らい児、少年・少女らいと言ったが、この子供たちが暮らしていた望ヶ丘から子供の姿がなくなって幾久しい。新発生の子供がいなくなったからである。

少年少女舎跡地は雑草や雑木が生い繁り、藪の繁みは人を寄せつけない荒れようである。子供たちが遊んでいた運動場はゲートボール場になっている。

望ヶ丘の向かいにあった木造平屋三十八坪二教室の校舎は裳掛《もかけ》小中学校第二分校愛生学園であった。

第一分校は愛生園の入園者の子供のための分校で、昭和二十七年に本校に合併し閉鎖。校舎は准看護学校を経て、昭和五十三年に二年課程の進学コースの高等看護学校に昇格し、場所も移転して鉄筋三階の近代的な校舎は瀬戸内海を睥睨している。

第二分校愛生学園は昭和四十年三月、小学生男子二名の卒業と共に児童ゼロとなって小学校は閉鎖された。

昭和四十三年三月、中学校も最後の生徒男二、女一の卒業生とともに閉鎖された。

愛生学園の昔日の面影をとどめるものは校門入り口にあった二宮金次郎の備前焼の像で、薪を背負い、読書中のあの懐かしい姿が深い郷愁を忍ばせて立ちつくしているのみである。

昭和五十年頃、愛生学園卒業生、かつての望ヶ丘の少年少女たちが長島の浜辺の小石を拾い集め、生存者、病没者一人一人の氏名を小石に書き、般若心経の一文字ずつを書き添えて二宮金次郎の台座の底に鎮め納めたのである。

愛生学園は裳掛小中学校第二分校の前身として昭和六年五月五日、らい児童教育施設として誕生したが、正式な学校教育機関として認可されたものではなく、単に療養所内の一施設にすぎなかった。

教育にあたっていたのは一、二名の職員や入園患者で、礼拝堂の片隅や少年舎の食堂などを利用して行っていたが、教育内容はほんの名ばかりのものであったという。

愛生学園が学校らしい形態を整えて発足したのは、就学児童が増加した昭和十三年の春であった。昭和十九年五月五日、愛生学園は岡山県邑久郡裳掛国民学校分教場として初めて認可された。愛生園の年表には、我が国における最初の療養所内に設立された正式の義務教育機関であると記述されている。

ハンセン病を病み、両親や家族から離れ、隔絶された島の療養所での明け暮れを、いったいどのような心境で子供たちは過していたのだろうか。

「らい病になりゃあ、人生一巻のおしまいさ、チェッ」という、らい意識をもった子供たちも多かったという。

昭和十四年から昭和三十一年まで愛生園の患者教師として就任されていた入園者の千葉修氏（沖縄師範学校卒。故人）は、この子たちの教育にあたって次のように述べておられる。

教師として一番難渋したものに子供たちの学習意欲の問題があった。その頃の子供たちは、重症と軽症とはっきりと区別できるほど、その症状差がはなはだしかったように思う。従って病気に対する知識も大人なみにもっており、不治という観念では、症状の軽重を問わず、子供ながら徹底していたものである。子供たちのこの絶望感をどう転換させて、学習意欲を盛りたてようかと腐心し、私なりの指標を見失うまいと暗中模索を続けたものである。そうした暗い過程では、いきおい子供たちの関心も作文とか詩とかの文芸へ向っていったようである。義務教育を施すべき子供でありながら、義務などを強いられる状態ではなかったし、その結果は、形を変えて文芸への欲求となったもののようである。

（『愛生』二六六号「望ヶ丘雑感」より）

千葉氏の言葉を如実に示すものに、少年少女文芸作品『望ヶ丘の子供たち』が昭和十六年に山雅房から発刊されている。生活記録、童謡、自由詩、短歌、俳句などの作品は、幼い人間が親から離れて暮す生活の哀しさ、寂しさを純真な童心で歌い綴った文章が多い。苛酷な苦悩と運命を背負って生きた小さな人たちの心境と生活状況をその文集『望ヶ丘の子供たち』は語る。

おるすばん

尋三　宮谷美和子

二、三日前からお姉さん達は包帯巻きに行くことになりました。私は歳も小さく、そのうえ、手も悪いので、行かずに留守番です。皆んな包帯巻きから帰ってから夕御飯を食べるので、私が火をおこし、お茶を沸かして、皆が帰ったらすぐ御飯が食べられるように用意して置きます。昨日、弟とお父さんのところから帰ってみると、家には春ちゃんが一人で誰もいません。どこへいったのかと思って聞いてみると、包帯巻きに行ったのだった。私は淋しくなったので、お父さんの所から貰って来た〝するめ〟をやいて食べながら皆の帰りを待った。

註―文中の包帯巻きとは患者が使用した包帯を洗濯し乾燥したものを包帯巻き器や手で巻いて再生する作業のこと。小学生にも園内作業が大人並みに割当てられていることが分かる。作者はこの作文を書いて間もなく病没している。

学校が終ってから包帯巻場へ行った。そこには洗った包帯が山のように積んである。恩賜寮の姉さんたちも来てエプロン姿に姉さんかぶりでかいがいしく包帯巻きをはじめた。私はKちゃんと組んで巻きはじめた。

集合ラッパが鳴った。今日は月例記念日で式後に奉仕作業がある。汽缶場の石炭がらをこんど新しくできた火葬場道路まで運ぶのである。はじめ雑巾バケツで運んだが、えらくなったのでH君と相棒で運んだ。四回目からは車の後ろについて運んだ。

註—月例記念日とは毎月二十日に行う開園記念日のこと。

私が洗濯作業をはじめてから一週間になる。男の子が農場で汚した服、小さい子の学生服、泥だらけのしゃつ、よくもこんなに汚したものだといいながらゴシゴシ洗った。手がまっかになった。

小さき運命

南　洋子

烈しい真夏の太陽が楓の青葉を抑えるかのように照らしている。この楓は、皇太后様より五年前に（昭和九年）御下賜になったもので、戴いた時にはほんとに小さい苗であったのが今では私の背よりも高く青々と伸びている。顧みれば時の移ろひを沁々と感ぜざるを得ない。私は十二歳の夏此の島に始めて住む様になり、今では十七の少女となってしまったのであるが、此の六年間は決して世の幸福な少女達の様に楽しい事ばかりではなかった。（中略）昭和九年の六月だった。三日三晩の汽車の旅にも、ただ内地の病院へ行けるのだ、そして病気が治って帰れるのだと言ふ大きな希望に燃えていた。私には、少しも退屈ではなかった。（中略）私の初めて入った家は〝慈岡寮〟と名づけられて、岡山の慈善婦人会より寄附になった家であった。

病気の治療といっては一週間に三回、大風子油を注射するだけであった。大風子注射の効めは大きかった。私は入園して半年位もしたら顔に出来ていた赤い斑紋は、眼に見えて薄らいで行った。

そしてここには学校もあった。算術を学び、国語を読む事も出来る。誰にも遠慮せずに勉強出来る事もずい分嬉しかった。けれども私のこの大きな喜びも少し時間がたつとだんだんとくずれて来た。

毎日毎日学校はあった。けれども真面目に勉強する子供は少なかった。眼が悪いから治療に行く、足の傷を治療に行くといって、朝、医局（註—外来治療棟のこと）に出かけたまま、学校がひけるまで帰らないのもあった。始めは勉強ができると言う事をあんなにも喜んでいた私だったのに、此の頃では勉強をする事などつまらないと思う様になった。当時、皆んなが言っていたのには、病気になって治りもしないのに勉強なんかしたってつまるものか、頭を使うだけ損んだ、と言う子供が多かった。また先生もあまり無理に勉強はさせなかった。（中略）

その当時だった。九州から来た病者で、健康な時は小学校の先生をしていた人が、今度私達の学園の先生として新任された。西先生と言った。西先生は童謡を書いたり、童話を書く事の好きな先生だった。健康であった時分は、大阪朝日新聞にも童話を投稿した事のあると言う先生だった。

西先生が新任されてから私達の勉強の気持はすっかり変わった。そして病気になったからとて勉強は必要だ、いくら勉強をしたからとてこれでいいと言う事はない。私達は死ぬ時までも勉強は大切だ。すでに病気となった体では社会の健康な人達と交わる事は出来ない、けれども筆によって字を書き、童謡を書いて、社会人と同じように肩を並べて活躍出来るのだ、こうした思想を順々と私は西先生によって教えられた。それ以来また私には勉強をする事が楽しく嬉しくなった。(中略)

東京中央放送局編集のラヂオ子供のテキストが毎月童謡を募集していた。西先生はそこへ童謡を投書する事を勧めてくださった。当時テキストが募集していた童謡はラヂオにちなんだものであった。ラヂオを念頭に置きながら、私はいろいろと童謡の題材を探し求めた。そして初めて投書しそれが入選したのが〝粉雪〟であった。(中略)

粉　雪

炭火がまっかにもえている
しんしんお湯がたぎってる
外はさらさら粉雪です

火鉢をかこんできいている
みんなでラヂオきいている
外はさらさら粉雪です

二度目の入選は〝編物〟であり、三度目に〝病院から〟四度目には、〝山鳩小鳩〟であった。〝編物〟と〝山鳩小鳩〟は作曲されて、ラヂオの子供の時間〝うたのおけいこ〟の時間に、平井美奈子先生と、四家文子先生によって全国に放送された。テキストばかりでなしに、〝児童文学〟〝赤い鳥〟こうした雑誌にも投稿した。（中略）

ぬいもの

すうすう聞ゆるね息　もうすぐぬえる着物
あたたかそうだよ　針が光るよ

夜更けのお部屋　壁のかげ一つ
しーんとしている　さむそにゆらぐ

（『児童文学』入選）

昭和十三年に愛生学園と名づけられた学校（当時八十八人ばかりの男女の病児が学んでいた）の高等二年を修了した私は、仕事をする様になった。仕事といっても午前中だけ、医局の看護婦さんの手伝いをするのである。医局は、外科、内科、眼科、耳鼻科と別れている。私は耳鼻科で働くことになり、現在も耳鼻科で働いている。

私は自分が病気でありながらも、こうして看護婦さんの手伝いをしながら、多くの不自由な病友のお世話の出来ることを幸いとしている。

どれだけ立派ないえにはいり、どれだけぜいたくしても致し方のない事だ。病魔は時と所をきらわずに、私たちの体をむしばんでゆくのだ。私はこういう所に住み、こういう時にあたって、私たちが本当に求めているものは、身体の華美な安住ではなくて、精神の安住であることを此の頃になってだんだんと悟る様になって来た。（以下略）

註―南洋子は〝小さき運命〟を書いてから三年後に病没。二十歳

面会

高一　金藤公一

午後の学校がひけてから、僕は友達と一緒に少年舎の下のグランドで、庭球ボールの野球をしていた。（中略）丁度三回目の裏、僕達のチームがいよいよ攻撃の火蓋を切ろうとする時、路の遠くの方から、リンリンと軽快な自転車のベルが聞えて来たかと思うと間もなく通信部の人が僕らの所へ勢よく自転車を乗りつけた。そして片足を地につけ、自転車に乗ったまま、大きな声で「金藤君は居ないか、面会だよ」と言った。

僕はハッとした。嬉しいのとびっくりしたのと一緒になって「居るよ、僕だよ」と言うのも忘れてぽかんとしていた。通信部の人は僕だと気づいたんだろう。「君かね嬉しいだろう。直ぐ分館の面会室まで来なさい」と言いながら、自転車に乗り僕らに手を振り振り去って行った。

僕は早速少女舎にいる妹に知らせた。それから舎に帰って、新しい服と着更え、妹と一緒に分館まで急いだ。（中略）

途中色んな事が頭に浮んで来る。もう二、三分後にはお父さんに会えるんだ。去年会った切りのお父さんお変りはないだろうか。分館の面会室にチョコンと坐って、僕らを今か今かと待っておられるお父さんの孤独な姿が目に見える様だ。故郷でお父さん達と動物園や高島屋百貨店へ連れて行ってもらった時の楽しかった時の事を思い出すと、急に目頭が熱くなってくる。

妹を見れば先刻から嬉しそうに独りごとを言っている。ぴょんぴょんはね廻りながら僕の先を歩いて行く。時々僕を振り向いて「兄さん、早く行こうよ」と僕をせかす。分館が近くなるにつれて、自然足が早くなって来る。胸がどきどきして、どうしても心が落着かない。

やがて面会室のドアーの傍へ来たが、何だか恥ずかしい気がして開く気がしない。しばらくして思い切って開いた。妹を先に入らして、僕は後から入った。台の上に大きな風呂敷包みが置いてある。その後ろでお父さんがニコニコしながら椅子にかけておられたが、僕らが入るとすっくと立って台の所へ来て体を前に乗り出す様にして「やあやあ、公一も良子も来たね、お父さんの来るのを待っていたろう」と妹の頭を撫ぜながら言われた。僕はそれを聞くと急に悲しくなってひとりでに涙が出て来た。けれどもお父さんがニコニコしていられるのでグッとこらえて、服の袖で涙をふいた。お父さんはそれに気づいて、今までのニコニコ顔が急に暗い淋しい顔になった。お父さんの顔をまともに見る事は出来ない。暫くして僕はお父さんに「この大きな風呂敷包みは何?」と尋ねると、お父さんはまたニコニコしながら「好いものを買って来たぞ」と言いながら風呂敷を解かれた。そうして一番上にあった「少年倶楽部」と「譚海」を取り出して「ほーら、公一の」と僕の前に置いてくださった。今まで黙っていた妹が不服そうに「私のは」といって下の方をぐいと上げたので、風呂敷包みは今にも倒れそうになった。僕は「馬鹿だな、良子」と怒ってやった。

妹は泣き出しそうな顔をしている。お父さんは笑いながら「そうかそうか。よし、よし」と言いながら真ん中にあったセルローズの袋を抜いて妹に渡した。袋の中は男の子と女の子のお人形が入っていた。妹は「まあきれい、嬉しい」と言って、今までの事はけろりとして胸に抱いたり、頭の毛を撫ぜてやったり色んな事をして喜んでいる。(中略)

風呂敷包みからはまるでサンタクロースの大袋の様に次から次へと色々なものが出て来た。その度毎に妹は小躍りして喜んでいる。お父さんは僕達を喜ばそうとしてこんなにまでして下さると思うと父に対する感謝の念で一杯である。しばらく故郷の家の事や友達の事など話してもらって分館を出た。

日のよく照った新道路を親子三人連れ立って歩く。思えばこの様にお父さんと一緒に歩くのも一年振りである。

こういう時がせめて一週間に一度でも好い、あれば僕達はどんなに幸福だろうと思った。妹と手をつないで楽しそうに歩いて行く父の後姿を見ているとほんとに好いお父さんだ。僕達は此の父あるためにどんなに幸福な事かと、心から父を尊敬せずにはおられなかった。

（『綴方倶楽部』入選）


この作者は戦後間もなく失明したが、苦悩を越えて盲人のハーモニカ楽団〝青い鳥〟を結成し楽長になった。点字楽譜を舌読し、舌先に血をにじませながら、文字どおり心血を注ぎこみ音楽活動に専念した。その軌跡を昭和五十四年三月『ハーモニカの歌』に著して出版した。

盲目の譜

人間の
ものをみるという不思議
みえないと　いう不思議
これぞ　まこと
神の傑作……
と、いうべきでありましょう

（『ハーモニカの歌』より）

幼い子供たちにとっては、親を離れ、家を離れ、病気と闘いながら学業に専念するだけでも命がけであると思うのに、その苦しみを乗り越えて童謡を作り作文し、短歌や俳句を作り、その作品は全国へラジオ放送されるまでにレベルが向上した。

太平洋戦争は、こうした望ヶ丘の子供たちの懸命の勉学と夢をうち砕き、日に日に飢えをしのぐための開墾作業へとかりたてていった。さらに大人に混じって航空機燃料用の松根掘りをも強いられるに至った。学業も治療も自然におろそかになっていった。病状の重い子供、弱い子供が次々と犠牲になっていった。

望ヶ丘農区は少年少女たちに割当られた農場で、子供たちの手によって新しく開墾された畑を加え、大人並みの大きい農場に発展し、中央炊事場へ四季の野菜などを提供し食糧危機にあえぐ園に寄与したのである。

敗戦となり、平和は回復されたが、望ヶ丘の子供たちの文芸熱は完全に消滅した感があった。治らい薬プロミンの出現は、そんな子供たちに光を与え、真っ先に蘇生させる力になった。

昭和二十二年、新しい教育基本法の施行によって、愛生学園も、教育の義務を負うべき学校として、裳掛小中学校第二分校となり、本校から派遣された教師一名を迎え、暫定措置として、従来からの患者数師の補助を得たまま、名実ともに面目を一新してスタートしたのである。昭和二十三年三月第一回の新制中学卒業生を送り出すようになり、プロミンの著効と相まって、子供たちは心身ともに長い桎梏《しっこく》から解放されたのである。

本校派遣の教師も一名から二名に増員され、さらに三名になり、補助役の患者教師も減員されるようになった。

加えてプロミンによる治療で軽快退園する者、郷里の学校へ転校、進学する者、成人して社会へ復帰する者などが相次ぎ、分校児童数も激減するようになった。

分校は派遣教師だけで充分間に合うようになったばかりか、派遣教師たちは、本校と兼任するまでになったのである。こうした目まぐるしい推移のなかで、昭和三十一年、患者教師はその役を全うし、全員が辞任した。児童の減少はその後もとどまるところを知らず、派遣教師も本校兼任となり減員され、分校は小学部に続いて、昭和四十三年三月、中学部もついに閉鎖され、暗い暗い長い長い歴史を閉じて今日に至ったのである。

社会復帰者を訪ねて

高橋俊一郎氏は『らい医学の手引き』に次のように述べている。——確かにハンセン病は過去において恐ろしい疾患であったかもしれないが、現在の常識からすれば恐ろしいことは不可解でしかない。ともかく一般のハンセン病に対するイメージは、その後遺症にあると思われる。このように偏見に満ちた社会に復帰する軽快退所者は自衛手段として前歴を秘めてしまうことが多い。それがまたハンセン病を恐れる誤解を生むという非難もあるが、現状ではむしろ仕方がないと考えたほうがよい。もちろん周囲が以前にハンセン病を患ったことを知っているならば、治った事実を公言するだけの勇気はほしい——と。

さて、私が訪ねた社会復帰者の河路氏の場合はどうか。広島駅からタクシーで約三十分、中国山脈が一望できる高台の団地のお宅に河路氏ご夫妻を訪問したのは、広島市内が夏祭で賑わっていた六月の土曜日の午後であった。鉄骨ブロック建築の二階建ての家は二十数坪、前庭が三十坪、その半分は愛犬タロー君の所有地である。白の雑種タロー君は初対面の私に激しく吠えかかったが、座敷に通されて挨拶していると、庭から駆け上って河路氏のハンカチを咥えてそのハンカチを私の膝の上にポトリと落とし、私の横にチョコンとお座りした。これがお客様へのタロー君の挨拶だそうだ。子供さんのいないご夫妻には、そのお役目をタローがしっかり果たしている。

私にとって初対面はタローだけではない。河路氏が長島愛生園に在園中、患者と看護婦としてのかかわりはまったくなかった。物静かに歩いていた印象がかすかにある程度で、妻の優子さんについては会ったこともなかった。ご夫妻を訪ねるきっかけは河路氏の友人の、愛生園の真宗同朋会導師藤井氏から「ぜひ訪ねていらっしゃい。彼は社会で立派な生き方をしていますよ」と勧められ紹介されたからである。河路氏にお会いして、初対面のような堅苦しさはなかった。同じ島に住んでいた間柄が肉親家族以上の親しみを感じ、遠慮なくご馳走になり遠慮なく泊めていただいた。

河路氏が発病したのは昭和二十三年、二十三歳の時であった。一カ年間自宅療養し、翌年の二十四年に愛生園に入園。発病前はT工業の会計課に勤務、昭和二十八年に知人の紹介で二歳年下の優子さんと結婚する。園内作業は荒磯農園で百姓仕事。その後、中学校愛生学園教師に就任し病児のための教育者に――患者教師解散後は自治会の書記係など。学歴は旧制高等工業学校卒。島にいたときは生きるための気概がなかったから楽しみもなく、消極的な生きかたをしていましたと、河路氏は当時の状況から現在までの足跡と人生観を、タロー君をあやしながら静かに穏やかな口調で、ひと言ひと言丁寧に語りだした。

決心の限界点に追いつめられて

私が入園した昭和二十四、五年ごろは隔離主義思想が濃厚に普及徹底していたが、私は光田園長先生を心から尊敬していました。その偉大さに――。治らん病気の時代であったが、治って帰りたい一念であった。それが一年たち二年たつうちに、諦め心からすっかり消極的になった。こんどはそれを積極的に百八十度転換させるのに苦悩しつつ、おりからの社会復帰熱のとりこになっていった。

昭和三十年代の後半になって社会復帰が軌道にのりはじめ、それには治らい薬が出現し「らい」はもはや不治の病気ではない時代になった。その影響は大きい。はっきりした目標のないまま気持ちはもう島から出たい一心であった。しかし、いざという決心がなかなかつかない。入園したときから強い弱いの違いこそあれ、人間の常として、一般人並みに働きたいという意志は私にもあった。その決心がどこで、何がきっかけで実現するかということだと思う。

わたしの場合、病気の再発を恐れて社会復帰に二の足を踏みがちであった。就職先があるかないかはともかく、これ以上療養所にいたのでは独り立ちすることが、並大抵の苦労ではないと、決心の限界点に追いつめられて、入園後十八年目の昭和四十一年、四十一歳になって私は社会復帰に踏み切った。

私たちが出た昭和四十一年ごろは、先輩の復帰者、軽快退所者が十分に社会生活を実践したあとだった。早い人は昭和二十七、八年頃に退所しているし、三十年代になると、どんどん出ていた。再発で帰る人もあったりで、いろんなケースを見た。私は不安を持ちながら社会生活に慣れるまでの予備行動のような形で三重県に行った。

三重県の木材工場に就職先が見つかり、経営者がハンセン病を理解していた関係で、しぶる妻を説得し島から出たが、自信がないこともあって、愛生園に在籍のままの形で正式な復帰ではなかった。私は事務系の仕事だったが妻は現場だったのでみるみる痩せていった。そのうち順調にいっていた工場が不況のあおりで倒産——私たちも途方にくれてしまった。その時は気持ちがぐらつき見栄も外聞もなく療養所に舞い戻ろうかと思った。そういうことに備えての在籍退園であったが、相談にのってくれる後ろ盾があるわけではない。家族は復帰に反対であるし、つくづく社会復帰の難しさを痛感した。人間の平均的な弱さだと思う。

病気の再発に対する不安もあって、完全復帰のふんぎりがつかなかった。それには光田先生の完全隔離方式思想の影響があると思う。それが世間にも、私自身にも焼きついていた。高島園長（愛生園の二代目の園長）先生のような開放的な考えが徹底した現在の状態だったら、私の対処も違ったと思うが——倒産するまでの三年間、社会に居ついた私に母も安心したらしい。その頃の母は、私の病気のことで家族も親類も秘密を守るのに私以上に苦しんでいたし、島で死なせることに責任感のようなものをもっていた。

たとえ極道でも世間で生活をして死んでくれたら、何かのとき身上調査をされても心配はない。家族の結婚問題に際しても、なんら支障のない形になるという安心感もあった。

三重県から広島に戻り、義兄の経営する会社に再就職して完全復帰をした現在では、秘密についての煩わしさから解放されて、家族に対して一番良かったと思っている。

障害をかくすな

広島に帰ってから会社の近所に一軒、家を建ててもらった。隣近所のないところにポツンと建ったから近所づき合いなどはまったくなかった。ところが近くの団地に家を建てて越してから近所づき合いがあるようになった。妻には「最初から悪い手を隠さないほうがよい。隠そうとすれば自分が苦しむだけだから、病気が知られたときは自分が善処するから」と言い聞かせた。

人生の一番大事な時期に療養所で過ごしたから、この世の中の事情というものがなかなかわからん。チグハグなことばかりに遭遇して気になった。復帰した当時はもちろん最近までそうだった。具体的に問題は起きなかったが、大事な時期に社会生活を通しての訓練がないという気持ちから、眉毛が薄い、手が悪いことなどが気になった。妻が手を隠したがる気持ちがよくわかる。だから

「隠すな」ということを当時はよう言わなかった。それが最近では眉毛が薄い、手が悪いことを気にしなくなった。悪い手も足も見せるまでになった。

私は時どき考えるが、人生は天秤棒のようなもので片方に荷がかかると片方が上がってゆく。そういうふうに自分の不利な方向に重心がかかってくると、有利なほうが引き上げられる。そんな時期があったかと思えば、それを踏み台にして今度は逆の状態になる。気楽で順調で調子が良いという時期があっても、人間は有頂天になるなということだね。絶えず反省すること、天秤の重量がどっちに傾いているかを考えるように、逆境に立った時でも悲観しないで耐えられるようにする。長い人生には晴れた日、曇った日もあることを実感として体験を積み重ねてゆくということではないかと思う。

病気になって死と対決したことが二度も三度もあったが、現実的な考えでは病気になって損をしたと言えそうだが、最近ではそれを取り返したことに私は気づいた。

ハンセン病を自分自身で受け止める

もし私の過去が順調な状態であったら、これだけ人生を深く掘り下げて考えることには至らなかったと思う。

ハンセン病を、もっと重く受け止めるならば、「らい」が私の心に財産をもたらした。「らい」が心の財産になったことに気づいたんです。物質的に恵まれることが幸せだという考え方からすれば、元気で病気にもならず順調に生きることが一番幸せだということになろうが、それだけでなかったということが私にもようやくわかりかけてきたんです。若い時は病気になったことに対し非常につまらない不幸だと考えていたが、社会に出て世の中のことがわかってくると、そうでもなかったことがわかった。悪いものが最後まで悪いと定まっていたら、人間生きてゆく価値はなくなってしまう。

ハンセン病療養所で俳句・短歌・川柳をやっている人たちは、家族と別れ、偏見の強い時代に入園した人たちで精神的に苦労している人が多い。ああいう人たちは人生に対して深い見方、考え方をしている。苦労を経ている者が出来る見方、考え方だと思うが、それを作品にすることは見つめるということの深さをもっているから出来ることだと思う。島の生活は一般の常識から考えると恵まれているように思うが、それは皮相的な見方で、世間にはもっと困った人が大勢いるという尺度で測られないほど、私たちの犠牲は大きかった。そんな犠牲を払って生涯を島で終わる人のこと、家族のことを思うと、衣食住を保障するくらいでは足りない、そこで宿業宿縁という考え方が生きてくる。

信仰はあくまで個人の問題であるが、運命とか人生観は当の本人だけが背負わなければならない。不治から治療時代になった今日の時点では、ハンセン病はそんなに恐れる病気ではない。しかし昭和二十年以前は、治らない病気、非情にも宿業視されていた。自分の責任でなった病気でもないのに、好んでなったものでもないのに、世間から忌避され、家族からも嫌悪されて苦しまねばならない。思うだにぞっとする悲惨さであって他人には全然関係がないという冷酷な見方、扱い方をされたものだった。

らいを超える

純客観的な見方をすれば、「らいを超える」ということはらいになったことを他人でなしに自分自身で受け止める。自分の内面的、精神的な面でしっかり見つめてゆく。大きな試練として不幸を悔やまず呪わず、むしろその試練をかけがえのない自分の糧として受け止める。しかし弱い人間のこと、試練にあった時点では事実苦しい。悟りとか超克とかは念頭にない。この苦しみから逃れたい一心だけだった。それが通り過ぎた後、我が辿った足跡を振り返り、その間に味わった精神生活がいかに展開していたかを考える。そしてその尊い経験を踏み台にして前進させる方向に展開させてゆくことが必要だと思う。

固定観念を拭い去り柔軟な未来性豊かな方向を目指してゆく、そういう努力と精神が絶対必要だと思う。それは人間が自分独りで生きられるのではなく、自然・環境・社会の力によって生かされているという考え方を堅持することだと思う。自力で生きているんだという考え方を変えない限り、柔軟な思考への転換は出来ないということになる。

人生を深く掘り下げて考えるということは、自然をしっかり見つめ、その尊厳を知ることで、俳句とか短歌を作る努力はその人を成長させ、目を開かせる。水は低い方に流れる。春があって夏があり冬が来る。要は見逃してしまいそうなあたりまえのことを、いかに深く見るかということになる。そうは言っても日常生きるための忙しい生活の中から、そんなことばかり考えるわけにはゆかないし、苦難に突き当たった時には、夜も眠れずに考え込んでしまう。どうにか最近はそんなことは少なくなったけれど……。

私が社会復帰に踏みきるかどうかと迷って悩んだ当時は、汽車に乗ってもこの悪い手を見せまいと、必要以上に気をつかった。それが今では、相手がどう思おうが見ようが、「私はらいであった」、「岡山の長島愛生園で二十年間療養して治りました」とはっきり言えるまでになった。本当のことを人前でありのままに述べ振る舞うことに徹するまでには、やはり人に言えないほど苦労の毎日だった。

腹をわって自分らが経験した数々を話す場がなく相手がいない。今日は婦長さんにざっくばらんに話ができて気が楽になった。これからはいつでも来てください。人の話に耳を傾ける、わかるわからぬを抜きにして聞く、聞かせていただく態度で耳を傾けることは大切だと今日は思った。看護婦さんと患者という立場は特にそうだと思う。

聞いてもらっただけで私の全ての結果が好転する場合もある。相槌を打ってもらっただけで、訴えた私は救われるということがある、と言えると思う。

天寿を全うするまで

さて、これからの問題だが、妻が生活が〝えらい〟とよく言う。月給十五万円、手取り十三万円、老後の生活を考えた時、このままではどうなるかと思う。国民年金と厚生年金をかけているが、私の死後、その年金で妻が生活できるように習慣づけねばならない。贅沢が身につくと先で困る。出来るだけ現実的な設計をと考え、今から定年後に対処出来るように努めている。

私はあと六年で定年だから、それに備えて書道を去年からやり出し、定年後には書道で収入を得たいと計画している。とにもかくにも生きている間は働く。定年後でも座って金を貰って生きる考え方はしない。働いて得た報酬で生活をする。

人間は何が幸せかといえば、天寿を全うすることだと思う。天寿を全うするためには何をおいても健康に気をつけることである。今までは朝でも遅くまで寝ていた。会社から帰ったらお菓子は食べる、煙草は喫う、テレビは一所懸命に見るという生活であったが、煙草は宣言してやめた。惰性であった茶菓子も食べないようになった。テレビも見ない。朝は五時になるとタローが起してくれる。犬と一時間山歩きをする。ラジオ体操をして、ラジオの宗教の時間に耳を傾ける。そして朝食。八時に会社に出勤して仕事を始め、勤めを終わって家に帰ると六時。二階に上がって一時間ほど書の稽古に打ちこむ。夕食・入浴に一時間ほどかかり、後は十時までみっちり書の稽古をして就寝する。これが私の日課で、この日課はこれからも当分続けるでしょう。

社会復帰について思う

河路氏は広島市内の郊外に一戸建ての居を構え、地域住民としての生活歴が十年目になる。妻の優子さんも隣近所へ招かれたり、自宅へ招いたり、社会生活がすっかり身についている。ご夫妻の質素、実直、清廉な実生活を目のあたりにして、私自身の生き方をまた老後を生きるためのあるべき姿として多くのものを学ばせていただいた。感謝である。

ハンセン病療養所から社会復帰をする人の中には、療養所へ入所する以前と、入所後の療養所生活の二つの経歴を隠した人生歴をつくり、その場その場で嘘をついたり取り繕ったり演技をしたり、職場の同僚とのおり合いや付き合いなどの気疲れや気苦労が多いという話をよく聞いた。

河路氏については、復帰先の経営者が一回目はハンセン病の理解者であった。二回目は縁故関係者である。前者のような気苦労や気配りはなかったかもしれないが、関係者が縁者であれば従業員に対する病歴の守秘、秘匿等についての気配りや、バレないための用心など、人には言えない大きな苦労があるに違いない。

私が河路氏を広島に訪ねたのは、昭和五十四(一九七九)年六月であった。あれから二十五年の歳月が流れたが、今日に至るまでご夫妻との交流が続いている。

島の薔薇

長島八景の一つと言われる恩賜記念館へのコースは、小豆島の北裏一帯の全景が眺望できる表海岸通りから、一朗道の坂をのぼる。この道の両側には白い盲道柵に沿って珊瑚樹の生垣が続いている。登りつめた所から左へ曙団地、その先は新良田海岸の砂浜から新良田高等学校へと続いていたが（現在高校は廃校）、右へ折れて記念館への山道をのぼる。海抜二十四・八メートルの地点にある山を切り拓いて出来たこの道は、姥女《うばめ》樫と柃《ひさかき》が繁り、カニ羊歯の艶やかな緑の葉が樹木の根を鬱蒼と覆い、夏でも冷やっとした肌寒さを覚える湿地帯で、突き当たりは断崖絶壁、数々の悲劇を呑んだ海はこの直下だ。

昼なお薄暗い木立の道を抜けると、ここが恩賜記念館である。木造平屋建て二百七十四平方メートル（八十三坪）のセメント瓦葺き、切妻屋根、白壁塗りの記念館は、昭和十八年に入所者が建築したもので、外側の腰壁には、緑色の下がり藤、絵模様入りの愛生焼きが一メートルの高さに埋め込まれている。すべて一切合切入所者が奉仕をもって築き上げた手作りの建物である。館内にはハンセン病関係の資料が陳列、春秋二回長島美術会その他の展覧会も開かれる。

かつての薔薇園

この記念館の正面入り口前と右横の空き地はかつて薔薇園であった。敷地一面に咲いていた薔薇の花の豪華な美しさは、この陰気な森を明るく装い、訪れる人びとを感嘆させたものであったが……。その薔薇園は元の空き地に戻り、花の名残りさえも見せない。小島を薔薇いっぱいに、とのある篤志家の願いから、ここ記念館の庭と光が丘一帯に薔薇が咲き誇っていたのはもう、七、八年前の話である。

この薔薇園を訪れたのは、あれは確か昭和四十四年の五月の夕方であったと思う。薔薇園管理と、薔薇造りの係、桜川さんと奥さんの敬子さんは夕闇の中で薔薇の木の虫取り作業をしていた。

「桜川さんこんにちは。薔薇が咲きましたね。綺麗ですね」

と声をかけた。

「ハイ、咲きましたね。花はやっぱり咲きますねぇー」と語尾を引くのが桜川さんの癖で、なんとなく微笑ましくおかしくなるような話しっぷりで、ユーモラスな人である。

「ほんとに咲きますねぇ。虫取りですか。棘があって大変ですね」

「そうですよ、大変ですよ。この棘に刺されて何度も指を化膿させてねぇー」

こんな会話のやりとりをしながら、私は薔薇の花がほしかったが、何度も指を化膿させてねぇーと言われた言葉に、つい言いそびれてしまったが、思い切って「一、二本貰えないでしょうか」と言ってみた。「ハイ、ハイ、お入用でしたら幾らでもあげますよ。敬子、上田さんに好きなだけ切ってあげよ」と気持ちよく私の願いは聞き入れられた。

恐縮する私に、何本も何本も薔薇を切って大きな花束を作り「どうぞ」と、ニコニコ笑いながら抱かせてくださった。赤、白、黄、ピンク、色鮮やかな豪華な薔薇の花束を両手にいっぱい抱いて山道をかけくだった。ロクにお礼の言葉も言わないうちに、二年、三年と時が流れてしまい、桜川さんの姿を島で見かけることもなく、薔薇園は荒れ果ててしまった。まだ若くて元気な桜川さんは社会復帰をしたのだろうと思い、礼を失したことになにか心にひっかかるものをもち続けてはいたが……。

すべてのものが真っ暗闇に

あれから七年後の昭和五十一年五月、愛生会館で催された衣料品の展示即売の日のこと。病棟の買い物をして、会館を出て防波堤沿いに歩いていると、すぐ前を行く一人の患者さんが桜川さんに似ている。色の青白い、歩き方も弱々しく、薔薇造りの頃の健康で色黒精悍な桜川さんとは別人のようである。後ろから近寄り、横顔を見ながら通り越しに声をかけてみた。

「こんにちは、桜川さんではありませんか」

「ハイ、私、桜川ですが、あなたは?」

「ああ、桜川さんですね。色が白くなって別人かと思ったもので、声をかけようかどうしようかと迷っていたの……」

「ああ、上田さん、私、目をやられましてねぇ、盲人になりましたよ」

「知らなかったわ、いつからですか」

同じ島に住んでいても、千百五十名の入所者の個々の病状等について、機会がなければ知らずに過ごすことが多い。桜川さんの例もそうである。

「かれこれ三年になりますかねぇー。毎日毎日、生きるか死ぬるかと、そのことばかり考えて日を送っていますよ」

「そうですか。最近見かけないし、薔薇園も荒れているでしょう。社会復帰をされたとばかり思っていましたのに」

「病気をさわがせてしまってね。今日は天気が良いので思い切って出てみましたが、人に会うのが嫌でねぇー。これから寮へ帰って、また、死のうか、生きようかと考えますよ」

「そんな弱気なことを言わないでください。盲人になったと言っても、杖なしで歩いているではありませんか」

「ほんとはね、足元がはっきりしないんですよ。まだ杖はつきたくないしね」

「今度お訪ねしてもいいですか」

「ああ、どうぞ。ほんとに退屈していますから、何時でもおいでくださいねぇー。女房と歓迎しますよ」

「きっと行きますからね、元気を出してくださいね」と話しているうちに、桜川さんは右の日出地区方面へ、私は治療棟への左の道にさしかかった。

「桜川さん、元気を出すのよ。さよなら」

「ハイ、さいなら。僕の寮知っているかな。朝顔寮です」

桜川さんは振り返り笑顔を見せてゆっくり歩いていったが、青色の日よけの帽子が、いっそう桜川さんの顔を生気のないものにしていた。

数日後、私は桜川さんの住む朝顔寮を訪問した。庭先に紅い番傘を広げたような大きな二本の真っ赤な皐月の花が満開であった。私はわざと大きな声を出して玄関から「桜川さんいらっしゃるの？　上田ですが、来ましたよ」と来訪を告げると「ああ、おりますよ。今日か明日かと待っていました。女房は友人の所へ出かけて留守ですが、すぐ帰りますよ。さあどうぞ」案外元気な声で、桜川さんは玄関へ顔を出した。

二畳の玄関の間から居間に入ると、座敷はきちんと整理整頓し、陳列ケースには犬の縫いぐるみや人形、こけしが飾ってある。明るく綺麗な部屋で、インコが喋っているのも愛らしい。

「桜川さんが病気になっているなんて、驚きました。実は七、八年前に薔薇の花を沢山戴いてあのとき嬉しかったもので、桜川さんのことを忘れたことはなかったんですよ」

「いやいや恐れ入ります。僕ねぇ、あれから虫を沸かせてしまってね。そうですねぇ、コップに一杯もありましたかねぇー」
「へえ、どんな虫？　回虫ですか、今どき珍しいわねぇ」
「いえねぇ、ライ菌という虫ですよ。僕はねぇー、虫と言うんですよ。全くあいつにやられてしまってね、参りましたよ」と話し出した。

「あれから考えることがあって、薔薇園をやめ、給食の配食作業をしておりました。車の免許は昭和三十年頃に取っていましたからね。体がだるいなぁと思っているうちに、虹彩炎を患って、左の目が急にかすんだかと思ったら一晩で視力がなくなり、目も暗くなったが、世間のすべてのものが真っ暗闇になりましたよ。病者の目は悪くなったら早いですね。右の目も視力が落ちて〇・二です。

実際、僕は健康だったもんで、自分が盲人になることなど想像したことも無かった。眼科の医者はここにいないし、盲目になるくらいなら死んだほうがましだと、死ぬ方法なんかも真剣に考えましたよ。どうにもやりきれなくてM先生に、眼科の先生を迎えてくださいと、お願いしたら、君のために臨時に迎えることは出来ないよ。右目が〇・二の視力があればいいほうじゃないか、と言われたときは、実に情けなかった。今まで一・〇もあった視力が〇・二に落ちて、それでいいとは思わんものね。
　それから僕はふさぎ込んで寝てばかりおりました。虹彩炎で眩しいので部屋の中を真っ暗くしてね、見る物すべてが眩しく、薬缶や鍋にまで黒い布を張ってね、黒い暗い世界で悶々と寝ていました。
　そんなある日、友人の平井君が訪ねて来て、ふさいで寝ている僕を見て、彼はこう言いました。『良樹、お前はなんて、情けない奴だ、そうして寝ていて暗い惨めな考えばかり起こして、それで目が治ると思うか。僕が虹彩炎を患って三年ほど失明していたことを知っているだろう。僕はあの頃人からこう言われた。〝病者の目の患いは社会の人の三倍の期間、かかるんだ。気長に養生せいよ〟となーー。それから僕は眼科へ通うのをやめて、漢方治療のホーサン水の湿布に切りかえた。あんまり新薬を使うのもよくないでなぁ。朝昼夕三回、ゆっくり時間をかけて湿布をしたよ。それから次第に回復して、今はこの通り視力は元に戻ったよ』
　目の患いは余計な神経を使うのが一番悪い。『気長に、桃栗三年柿八年、あとの一年おまけの一年。十年計画で治せよ』と平井君が、懇々と話しをしてくれましてねぇー。それから僕は寝るのをやめて、ホーサン湿布をすることにしました。ホラ、この土鍋を使ってねぇ。電熱器に乗せてホーサン水を温めて、こうしてね、ゆっくりゆっくり湿布をするんですねぇー。この時が一番、無念無想と言うのですかねえ、何も考えません。湿布を始めてから目の充血が取れましてね。欲を出さないように、今の視力が保たれれば上等だと思わなければ。上を見たらきりがありませんもの」

私は桜川さんの話を聞きながら、陰鬱な気分など微塵もあらわさないで、むしろ淡々と爽やかに語る桜川さんの心境に、澄み切った悟りのようなもののあることに気づいた。

「桜川さんは、もっと苦しんでいらっしゃるかと思ったのに、明るいのね。どうしてなの？　不思議な気がするわ」

と問いかけずには、いられなかった。

涙をもって種まくものは

「生き死にを考えていた時、平井君に励まされたことと毎日寝込んでいる僕に女房が、『涙をもって種まくものは、喜びの声をもって刈り取ることが出来る』という聖書の一節を読んでくれましてねぇー。それからです、僕が立ち直ったのは……。そうだ、そのうち僕だって青空に向かって顔を出し、ハイ、こんにちは、と言える日が来るんだと、気分を取り戻したんですよ。でもねぇ、目を患うと人の心の奥底がよく分かるようになりますねぇー。まだ視力が確かであった頃、誰彼の判別が出来る程度の時、知り合いの人が通りかかったので、こちらから声をかけましたが、僕を避けて通るんですよ。いいや、僻みではありませんよ、本当ですよ。このときほど見えない者の悲哀と屈辱を感じたことはありませんよ。それから人の前に出るのが嫌になって、家に引きこもってしまうんですね。僕はまだ人間が出来ておりませんからね。そんな僕に女房が気を使うので、なんとか少しでも出ようかと思って、この間、展示販売に行ったんです」

「桜川さんは優しい奥さんがおられるから、苦しいどん底に落ち込んでいても、随分救われましたねぇ。独身の人だったら、もっともっと大変でしょうね」

「そうですよ。敬子が僕を気遣う気持ちもよく分かりますし、本当にあれには感謝しているんですよ。だから僕も見えないのに、見えると嘘を言ったりねぇ、お互いにいたわりあうんですよ」

「桜川さん、薔薇造りを十年以上されていたんでしょう。薔薇は大変難しいと聞いておりますが、桜川さんにとって薔薇造りには、どんな意味があったのですか。そのあたりを、教えてくださいませんか」と私は話題を変えて尋ねると、桜川さんは次のように話し出された。

入園者の宿命ですから

「僕は薔薇の花には全く知識がありませんでしたが、薔薇いっぱいの運動で、苗木が沢山届けられたとき、沢野君が、『ね、僕と一緒に薔薇を作ってみないか』と言い出しましてねぇー。沢野君に誘われたんですよ。彼は薔薇の研究を何時の間にしていたのか、実によく知っていましたよ。その沢野君が途中でやめて、結局僕が一人で背負いこんでしまいましたがね。沢野君は何を悩んでいたのか、とうとう自殺をしてしまいましたが……。僕にとって沢野君は友人以上の、尊敬していた先輩でしたが、実に惜しい人を亡くしました」

京都のある婦人が、小島を薔薇いっぱいにとの願いで始められた薔薇運動に、桜川さんも沢野さんも協力されているものと思っていたのでそのことを尋ねてみると、その答えは意外であった。

「あの運動と僕は無関係です。僕は薔薇を造って、薔薇の花を咲かせてみたいと、そう思っただけです。第一沢野君がそうだったし、その点二人は初めから無関係ということでね」

「だって苗木は寄贈されたものだから、どっちみち同じことじゃないの」

「いや、それは違います。苗木を寄贈される人にはその人の思想がある。僕は花を咲かせよう、という思想です。ただそれだけのことです。だから寄贈された人には会わないようにしていました。十年間薔薇造りをしていましたが、一度きりしか会っていません。それも偶然にねぇ」

「桜川さんは見かけによらず案外はっきりしていますね。それで花は好きだったの」

「もともと僕は花が好きでした。作業の合間に草花を作っていたんですよ。亡くなった沢野君と一緒にね。彼からいろんなことを教わりましたよ」

「じゃあ、沢野さんが先生で」

「そう、僕は弟子という間柄でねぇ。僕は昭和四年生まれ、沢野君は六年生まれですが、人生についても文学、哲学、音楽、碁、将棋、実に彼はよく知っていましたね」

「その先生を失ったことは痛手でしたね」

「これは仕方がないですよ、入園者の宿命ですからね。そう、宿命ですよ、彼のことは僕が一番よく知っていますからね。宿命、宿命、宿命ですよ」と、ことも無げに桜川さんは言ったがそれはハンセン病を病んだ者の苦しさ悲しさ、怒り、纏わりつく偏見、差別などの精神的圧迫感を吐き出した、投げやり的な言い方ではなかった。

むしろ死を選んだ友の苦悩に対する深いいたわりを、ひょいと、かわした軽妙な言いかたであった。

植物の心を見て愛を知り

「シクラメンを作っているときに、彼のシクラメンには蕾が沢山ついてぽっぽっと花が開くけどね、僕のシクラメンは蕾が葉っぱに化けてしまうんですよ。こんな経験ありますか」

「いいえ、知りません」

「僕も不思議でねぇ、彼に聞いたんです。俺の蕾は、葉っぱに化けて花にならんがどうしてだい？ 彼は『それは窒素のやりすぎでカリが不足しているよ』って。それからねぇ、サイネリヤ、彼のサイネリヤには蕾が沢山つくのに僕のには少ない。そこで彼が言うのには『水と肥料のやり過ぎだよ。水も控えめ肥やしも控えめ、ひもじい思いをさせるんだよ。貧乏人の子沢山のようになあ』、とこんな調子でねぇー。そして、彼は『煙突の煤を水で溶いてやると葉っぱの艶が良くなる』とねぇ。煤は彼が研究したものでねぇ。すべてによく勉強していましたねぇ」

「その沢野さんが亡くなってから孤軍奮闘したのですね。薔薇は難しいでしょう？」

「いえ、愛情があれば出来ますよ」

「愛情とやる気があれば誰にでも出来るの？」

「そうですよ。第一に愛情、それにやる気をちょっと起こしてね。愛情があれば草が一本生えても自然に手が出ますよ。まず土に愛情をもつこと。土に愛情をもてば、ミミズやいも虫、毛虫にも愛情が湧く。植物は、自然を相手にしていますからね。毛虫も、いも虫も土に必要な動物でね。ミミズは植物の増進を図るために土を開墾してくれる仲間で、バクテリア菌を豊富にする仕事をしているんですよ。みんな、ミミズや毛虫などを嫌いますがね、微生物や虫たちは、植物に対して福祉をもたらす土の中の福祉家たちですよ」

「土の中の福祉家たちって、可愛くって、優しくっていい言葉ですねぇ。書物に載っているんですか」

「いいえ、僕が土をいじっていてそう思ったんですよ。自然の摂理というのか、自然の恩恵には随分教えられました」

「桜川さんは何時も薔薇園で、真っ黒になって薔薇の手入れをしていたけど、手入れが大変なんでしょう」

「そんなに大変じゃない。薔薇は冬の間に手を入れるんです。雪が降っても木枯らしが吹いても、しっかり手入れをする。そうすれば春になると土の中から、色とりどりの花が咲く。それが不思議でねぇ。どうしてだろうかと疑問をもったとき、植物は自然が相手である、太陽と水と微生物、バクテリアなどの自然の摂理が花を咲かせるのだ。人間はほんの少々お手伝いをするだけ、そのお手伝いが愛情だと分かったんです。だから自然に帰れ、原点に帰れというのが僕の持論ですよ。水でも肥料でもやり過ぎはいけません。適食適水、人間と同じですよ。栄養過多は体によくない、これはいけませんね。それから今何を必要としているか、水か食事か太陽か窒素かと……。ものを言わない植物の心を分かろうとする努力、これが愛情ですね」

私はこの桜川さんから多くのものを教えられた。彼の説く自然の摂理と原点は即看護の道理を説いている。

桜川さんは書物から得た知識は別として、無言で答えてくれた植物の自然の法則から導かれ、教えられたものが多かった。

その道に、その道の真価を究めた者は、確かな自分の人生観をもつという。雨に打たれ嵐に耐えて薔薇をつくった十年の間に、桜川さんは自然を観て自然と共に生き植物の心を観て愛を知り、より深くより豊かな人生観を確立したのではなかろうか。穏やかな表情は清々しく、話に虚飾も驕りもない。私は時の経つのも忘れて諄々と語る桜川さんの話に聞き入った。

「桜川の薔薇か、薔薇の桜川か」と、誉め愛でられた島の薔薇は、確かに長島という島に咲いていた本物の薔薇だったのだ。

「寒い冬から春になって、竹の子のような形をした薔薇の芽が、これをシュートと言って芽吹いてくると『これでよし』と思うんですが、この頃に春の嵐、春一番が吹き荒れて、潮風を嫌というほど薔薇に叩きつける。これで無惨に薔薇の木が傷めつけられてしまう。

木、静かならんと欲すれども風やまず……。

中国の詩にありますねぇ。せっかくシュートが出ていたのに、呆然として薔薇園に立ちすくんだことが何回もありましたよ。それから傷めつけられた木の治療にかかる」

「しばらく看病というわけですね」

「そうですよ。包帯を巻いたり」
「副木を当てたり、薬を塗ったり」
「そのとおり。薔薇造りも看護婦さんと一緒でねぇ｜。それから春が来て、薔薇の花が絢爛豪華に咲き競う」

　薔薇が咲いたぁ　薔薇が咲いたぁ
　真っ赤な薔薇がぁ……と、ねぇ｜
　苑の庭に島の庭に薔薇が咲いたぁ
　青い海に　青い空に薔薇が咲いたぁ
　あなたの心に、わたしの心に薔薇が咲いたぁ……

「花が咲けばそれでいいんです。その後は、ほしい人にはどうぞ、どうぞと気前よく分けてあげる。花造りが花をケチッたらいけません。治療棟から病室、お寺や教会、納骨堂と花を配って歩くんですよ」

「私もあの時、薔薇をくださいと言えばよかったんですね」

「そうですよ。ところがね、同じくださいと言っても、こちらには、その人の花に対する気持ちが分かるようになってねぇー。この人は花を大事にする人だ、この人はほしがっていても水もロクにやらないで粗末に扱う人だと、人の心がわかるようになりました。でもねぇ、美しいものは美しいのだ。美しいからほしいのだ。ほしい人にはあげればいいと、区別もしませんでした」

薔薇問答

「薔薇の王様は？」

「シャルルマルラン。名花ですよ。黒薔薇、豪華な花ですよ。それからピースねぇ、ピースが薔薇の原点ですねぇー」

「お好きな薔薇は？」

「ジョセフィンブルース。ビロードのような厚ぼったい花……ジョセフィンブルースの曲でジョリーマダムと踊りましょう……。いずれも名花です」

「難しい薔薇は？」

「ホワイトクリスマス、ホワイトスワン、白薔薇です。白薔薇は難しい。花が咲きにくい。白い薔薇は剪定の時期を遅らせて勢力を弱めるんです。白は清純清楚、気品が高い」

「好きな季節の薔薇は？」

「春の薔薇はいっときに豪勢に咲いて葉が綺麗です。秋の薔薇は色が鮮やかでしっとりと、静かに咲いている。どちらかというと、僕は秋の薔薇が好きですねぇ」

「辛いと思ったことは？」

「真夏の暑い時に花が水をほしがっても、日中に水を与えてはいけないんです。水の温度が上がって薔薇の木を傷める結果になりますからねぇ。夜の九時ごろ水をやるんです。都合で十時になっても十二時になっても、とにかく夜にやる。これをさぼって一回でも手を抜いたら、無言の答えが返ってくる。これが辛かった。手抜きをしないで水をやると、朝露を含んだ瑞々しい薔薇が、ニッコリ笑って咲いている。植物は無言で答えますからねぇ」

「薔薇を造りながら、植物に対する信念とか信条のようなものを植物から教えられたということですネ」

「銭勘定をしたら花が汚れる。誠心、誠意、真実一路花に尽くすこと。上農は草を見ずして草をひく、中農は草を見て草をひく、下農は草を見て草をひかず。上農になること、これが自分の信条です」

「悲しかったことは？」

「花造りをしながら、僕はこれでいいだろうかと、いろいろ悩みもしましたよ。社会復帰もしたかった。手も目もよかったしねぇ。そりゃあ、今でもそれを考えないこともないが、もう、目が駄目ですから諦めました。目を一つやるから裸で出て行けと言われたら、褌一つで出て行きますよ。初めの頃は薔薇の花を咲かせようというのが僕の狙いであったから、納得のゆくまでやってみようと腰を据えたり、そして岡山市の有名な薔薇園の薔薇を見て、自分の作った薔薇に納得したとき、視力がかすんできてしまい、薔薇から離れていきました。三年ほどたって、どうにか歩ける程度の視力が戻って、ある日薔薇園へ行ってみたんです」

哀れな薔薇よ

「あの記念館の薔薇園に立ったとき、まことにお粗末で荒れ果てた薔薇園に苦労をして造った花が一本だけ咲いていた。ぽつんと一本ですよ。それがシャルルマルラン、黒薔薇でした。それは虚しいというのか、悲しいというのか、ぼろぼろになった惨めな僕と、哀れなシャルルマルランとの対面でした。僕は大声を上げて泣き叫びたかった。

ちょうどそこへ、ほんとうに偶然に佐藤のおっさんが来てねぇ。僕がそのことを話すと、おっさんが『よし、俺が歌を作ってやる』と言ってその夜、黒薔薇の歌を届けてくれました」


佐藤英夫氏は島でただ一人のピアニストであった。桜川さんが所属していた、エスポアール管弦楽団では長身でスマートな、佐藤さんのピアノ捌きは、素人楽士たちをひき立てて舞台を華やかなものにしていた。その佐藤さんが、荒廃した薔薇園で、音楽の愛弟子である桜川さんの悲しげな姿を見たとき、その心情を思い、心いたむものがこみあげたのであろう。

主を失った薔薇園の薔薇は、水も食事も与えられなかったのか、息も絶え絶えに衰え弱まりながら、主を待ち続けていたに違いない。花には花の心がある。シャルルマルランはさすがに薔薇の王さまだ。

黒薔薇

去り行きし　君を知らずに
咲いていた　花よ花よ

うるわしき　薔薇の花よ
今は荒れたるこの花園に

ただ一人　風の中
謎を秘めつつ甘く匂う

作詞　佐藤英夫
作曲　桜川良樹

黒い薔薇の花よ
ああ　黒い薔薇の花よ

佐藤氏は昭和五十一年十一月、その生涯を島で閉じた。享年六十五であった。

信じなければ

「キリスト教には昭和二十四年に入ったが、宗教の必要性より、教会に行ったらクリスマスに余興で音楽がやれるということを聞いて。人前で音楽がやれる……天然の美とか、湯の町エレジーとか、そんなの弾いてもいいということで。林君も西川君も、そりゃあいいということで行こう行こうということになった。動機はまことに簡単なことであったが、若干その気がないでもなかった。それまでに聖書は読んでいましたからねぇ」。

病気が再燃して、急激に視力に来た。まっすぐな指が急にまがった。顔面神経が麻痺して、口がゆがんだ。次々に……確かに苦しかった。苦しい日が続いたが、そのうち青空が必ずあると信じて、信じなければどうにもならない。一粒の薬を飲むのにも信じて、祈って飲んでいた。

苦しいときに、三島真光教会の金田先生の説教が気にいって『艱難は、忍耐を生み、忍耐は練達を生み出す。練達はやがて希望を生み希望は失望に終わることはない』と信じて、信じていくことにした。

罨法でも信じてやる。悪くならんところをみると、いいと思って。治すということには、ほど遠いかもしれないけれど、予防医学として、予防的なものには効果があると信じて、罨法後にはよく見えますからねぇ。

調子がいい日は〇・一。瞬間的にも二時間か三時間は視力が〇・一ほどでも戻るからすべて時を待つことに決めた。薔薇園の土の中で十年座ったので、今度は畳の上に十年座って、後の三年、信じて待つことに決めた」

ここが我が家

長島に来て三十年以上、ハンセン病の人生のほうが長くなりましたが、社会や家族とのいろいろな繋がりや、それに纏わるものを除いて考えたとき、桜川さんにとってハンセン病とはなんであったでしょうかと、問いかけると、桜川さんは次のように話してくださった。

「僕もそのことを時どき考える時がある。ハンセン病に罹ったことは悲しいが、そのおかげで、人生という、人間が生きるということ、それを深く考えた。また愛生園に来たおかげで、素晴らしい人びとに巡り会った。社会にいたら僕ら凡人では到底遭うことの出来ない人たちに、ここで直接巡り会うことが出来た。最近は旅行もしたり外出して楽しむことも出来るようになった。楽しく遊んで帰る途中、早よ愛生園に帰ろう、愛生園へ帰って自分の部屋で、熱い番茶を飲もう、帰りたい、帰りたい、帰りたい、これだけ変わった。

昔は、ああ、また愛生園へ戻るのかと思うと、嫌になってねぇー。これは二代目高島園長が努力して、我らを解放したおかげですよ。いつでも行ける、いつでも帰れるという自由が、ここを我が家と思うように変わった。

それまでは、ここは療養所という囲いであった。この我が家で、萬霊山納骨堂へ静かにゴットンするまで、考えて信じて楽しんで生きてゆく、これが僕のハンセン病人生かな……」

この記録は、私が愛生園在職中の昭和四十四年、桜川さんの作った薔薇を戴いたことを機会に、薔薇造りの人として有名になっていた桜川さんの話を聞きたくて、昭和五十一年五月にお宅を訪ねたところ、思いがけず療養中であったが、長い時間をかけて貴重なお話を伺うことが出来た。あれから三十年――久しぶりに電話をかけて近況を尋ねると、明るい話しっぷりは昔のままの桜川さんで嬉しかった。

それにしても十年、三十年の歳月は、あっという間に走り去って行ったような思いがする。

近々、島の桜川さんを訪ねてみようと思っているが――。

私はこの人たちによって生かされる

海岸へ出た。――暑い陽ざしではあるが、風が北に向かって吹き、波は高く、麦ワラ帽子をかっ払われそうになる。大きな石や奇態な石がゴロゴロ並んで、空や大地に何か語りかけているようにも見える。石のぬくもりが、人肌より熱い感じで伝わってくる。

海と風と石と太陽とは、すばらしい景観である。

〝何が看護婦として……〟〝ソレは月給のためですよ〟〝全くそれは当然なことで、ないと言えばウソになります。でも、ただ、それだけではないはずです。そこに何かがあるはずです……〟

またしても、編集部の声が耳元でささやかれる。

〝そこに何かがある〟この言葉からは、広くて、深くて、そしてとらえどころがないような、無限的な大きさがうかがわれる。言われてみれば、確かに、何かがあるようにも思えるが、〝コレダッ〟と言える断言的なものに、私は出会えそうにない。

〝何が看護婦として、生き続けた力になっていたか……〟

〝一人の私が生きていて、そこに看護婦という仕事があったから……。最近になって、看護婦として、生きている私がありましたと、言えるような自分になりたいのです〟

このように、自分の生き方を変化させたものは何か。その変化したことにより、生き続けるための、力になっているものは何かと、追求してみれば、この難解なテーマの解答に、少々なりとも迫れるかもしれない。

患者さんには目をそむけていた自分

振り返って、少々自分を見つめてみれば、少女時代から、いつでも私は、憂うつであった。無口で人見知りで、寂しがり屋で、消極的であった。そしていつも挫折感につきまとわれた。うつ病的な少女時代に、ふとしたはずみで、日赤の看護学校に入学したが、そこで見た少女の目からは、白衣の天使像は消えていた。念願であった従軍看護婦。わずか二年で、軍隊に失望した。終戦、戦後時代には、思想的なものにも触れたが、これといった解答もできないまま、空しさだけが心に残った。演劇活動にも、こってみた。恋もしたし、愛も感じたけれども、それは自分自身を傷つけるだけの結果に終わってしまった。

このように、二十代、三十代にかけては、自分自身の人生にかかわり合った心の遍歴で終わってしまい、失望して、がっかりして、そして挫折感につきまとわれて、人生が空虚で、張りのあるものはなにひとつなかったように思えてならない。けれども生活のためには、看護婦職にしがみついて、生きていた私であった。

医学書を読み、看護学を勉強するのでもなく、上司の命令通りに動き、気にくわねば反抗もするし、患者に対しては、イケスカない、生意気な看護婦の一人であったとしか思えない。事実そうであった。

看護婦としての価値的判断などを、自身の身につけることはなく、ただ一人の自分として、自分の存在だけを優位に振る舞っていた過去の姿しか浮かばない。さて患者に対しては、対等の関係において見つめ合ったとき、私はいつでも強者の誇りをもち、相手を無視し、看護婦の衣をまとっただけの、職業人であったとしか映らない。今ここに至って、多くの接触をもった患者さんに、わびたい気持ちでいっぱいである。

簡単に述べれば、自分自身に目を向けて、対象である患者さんには、目をそむけていたことになる。このような状態で、職を続けていると破たんがくるのは当然である。罰せられて当たり前である。

このように、自省し、自戒するようになったのは、看護婦職歴二けたの年を経てからの後の後である。

昭和三十八年、三十代の後半になって、不自由者センターの職場が、私に与えられた。らいによる身体的障害度の高い人を入居させて、生活介助的な役割が、看護職員の仕事である。看護婦は私ひとりであった。何しろ、開設当初の責任者であれば、未知のことも多く、複雑な要素を、患者も職員側も多く持ち合わせていた。雑事的なことから、人間的なかかわり合いなど、毎日毎日が苦悶の連続であり、煩しい諸問題に明け暮れた。そんなとき〝職場の不満〟〝無力さ〟〝過去にかかわり合った人びとへの恨み、つらみ〟などの感情が、いちどきに私の胸を押さえて、明るい材料なしにうつうつとして、ただ職場へ足を向けるだけの堕落した私の姿しかなかった。

こんな状態が三年間続くと、私の体に、異常な症状が現れたのである。心臓の動悸、背すじの強度な倦怠感、嘔気、多量の寝汗、両手の振戦、不眠、食欲不振など。そのあげく意欲は全く消失して、仕事からの逃避、ズル休みなどなど……。

精神科病棟への入院

このような症状が、ノイローゼとも知らず、昭和四十二年の五月、岡山大学病院神経科へ受診に行った。一種の神経痛くらいに思って、神経科と太字で書かれた窓口へ診察券を提出した。約二時間後には〝ノイローゼですよ。仕事を休んで休養をしなさい〟と診断された。次回から受持医の横山茂生先生（現在は川崎医科大学助教授）を紹介された。

この日から大学病院の精神科外来への通院が始まり、横山先生との出会いが、後年、私を看護婦としてよみがえらせ、看護婦としての自分の在り方、生き方などを、深く見つめさせるきっかけになったのである。それまでには、三年間の歳月を要したが。

山陰の妹の家に身を寄せて、週一回、大学病院への通院を続けて、毎回診察日ごとに、体の不調と精神的不満を横山先生にぶっつけては、山陰へ帰って行く。この状態が約二カ月間続くと、私の心の葛藤と身体的な愁訴も次第におさまって、愛生園に復帰した。

職場は楊井総婦長の配慮によって、精神科病棟へ配置換えになっていた。

当時患者数は約十名、職員六名の小集団の職場であったが、なにしろ精神科病棟勤務は初めてであり、患者は恐ろしいと思った。特に分裂病の新ちゃんの無表情な茫洋とした顔つきを見ると、不気味で、そばへ寄るのもためらわれた。

可もなく、不可もなく、ただ漫然と精神科病棟で日々を送りながら、相変わらず精神科外来への通院は、昭和四十三年、四十四年と続けていた。四十四年の三月ころから、またしても精神的な不安と動揺が再び私を襲い、得体の知れないような感情は、時には自殺行為さえ浮かばせるようになり、とうとう四十四年の四月に大学病院の精神科病棟へ入院した。

入院当時、とうとう人生の最果てまで来てしまったという感情もあったが、同時に、ここには奇妙な安らぎめいたもののあることも感じられて、数日間、黙って寝ているだけの生活があった。一日一日、患者らしく変身してゆく自分と、看護婦としての自分が二つに交差して、複雑な気分になることもあったが、次第に看護婦としての私の映像は遠のいてゆくのを見る思いがした。が、看護婦として、入院したことによる誇りは傷つけまいという、自己防衛的なものも、妙に持ち合わせていた。

自らの弱さに迷い悩む

入院生活を振り返ってみると、私は横山先生から、精神療法、特に洞察法と支持療法を受けていたように思われる。灰色の中の、憂うつな時期には、いつになったら不快な空間から脱出できるだろうかと考えたり、先に希望的なものは何ひとつ見えなくて、毎日寝ているだけであった。散歩や草むしりなどに庭へ出ることを再々指示されたが、体の不調を理由に拒否していた。なぜ病人に草むしりが必要なのかという、反抗的な気分もあった。

医師との面接日は回を重ねて、ある日の午後、横山先生から〝看護婦として、自分の職業についてどう思うか〟と質問されたとき、私はためらいもなく〝ダイキライ〟と答えてしまった。〝どうしてか〟とまた質問を受けたが、シドロモドロで、答えられなかった。〝しまった。好きだと答えればよかった〟と後悔したりしていた。

ちょうどその時、入口のドアを開けて、大月先生（現在は岡大精神科教授）が現れて〝心理テストの結果、患者には、自立心が欠けているように思える〟と横山先生に告げられて、またスッと出て行かれた。心理テスト、自立心、と口の中でつぶやいてみたが、大月先生の患者ではないから、他人であろう。しかし二、三日前、心理テストを受けたばかりだから、私のことかなあ、と思いめぐらしていた。その間、先生との間には沈黙が続いていた。

私は〝どうしてこのような状態になっているのか、私でできることとしたら、どのようなことが必要なのか教えてください〟と尋ねると〝僕はあなたに対して指示はできないが、ただ看護婦として仕事に自信がないように思われる〟とだけ答えられた。

その日の夕方、横山先生が訪床されて〝自律訓練法をやってみませんか〟と言われた。どのようなものかと尋ねると〝簡単な体操と簡単なお題目のようなものを唱えればよい〟と言われて、どうするかと私の答えを待っておられる。〝体の調子がよくないので、体操はしたくない〟と言うと、先生は笑って病室を出て行かれた。

その夜、眠れないまま、昼間の面接について、あれこれ考えては自問自答していた。

・看護婦として、職業についてどう思うか。

・自立心に乏しい。——自律訓練法

・自信がない。

第一点＝看護婦について。現在まで、ダイキライが本心である。

第二点＝自立心について。確かに私は、依存的欲求度が強い。人間的に弱い。自分の足でしっかり歩いたことがあるだろうか。

第三点＝自信がない。自分の職業のきらいな者が、その職について、自信のないのは当然である。

この三点が、私の弱点であり、これが関連して、灰色の霧の中を迷っているとしたら、私は早く、道を見出さなければならないと、この三点について、毎日、毎夜、集中的に考えていた。

遠のいていた面接日であったが、突然、診察室へ呼ばれた。面接時には、いつも自分の心をのぞかれる思いで、正直なところ〝またか〟と思っていたのに、この日は、私のほうから、今までに、最も恐ろしく、最もいまわしかった二つの秘密をバラしてしまった。話し終わると先生は〝よく話されましたね。あなたの病気は治りますよ。今までのことは、ここの精神科へ捨てて、再び過去を背負って、愛生園へ帰らないように〟と静かに諭してくださった。このとき、私は全身の力がスッと引いてゆくような思いがした。背負って再び愛生園へ帰るな……。この言葉が強く私の心をゆさぶって、ホッとした気分になった。

それから、その雑念を捨てる方法についてまた考えるようになっていた。いつも草むしりを指示されるけど、何かの暗示があるかも知れないと、ダルい体を引きずって、私は思い切って庭へおりた。そして、一心不乱に草をむしった。朝も、昼も、夕方も。草をむしって、落葉を掃いて、朝が来て、夜になってゆく。落葉を掃いては心の汚れを拭い、草をむしっては心の雑念をむしってゆく。

そのうち、私は病院にいるような気がしなくなっていた。宗教的な修錬道場のような所にいて、目的のために毎日修行をしているような感じにさえなっていた。

草をむしる。雑念を埋める。落葉を掃く。心を掃く。看護婦とは、自立心とは、自信とは、と自分に問い続けながら、雨の日以外は、精神病棟の広い庭で、なり振りかまわず、早朝から掃除を追いかけていた。私自身の心を掃き、再生して新芽を出そう。心にきれいな花を咲かせよう。などと考えることが楽しくなって、働いていることが楽しかった。このように変化していったのは、入院後一カ月はたっていたであろうか。

患者の心に映る看護婦

その間、看護婦とは、患者の心にどのように生きているものなのか、患者が求めようとしているものは何か、患者の目から、看護婦の存在性を確かめようと思いつくまま、看護婦の一挙一動を見逃さないように観察を開始していた。

ある夜、急に歯痛がしたので、鎮痛剤を要求した。〝昼間はヒマがあるんだから、歯科受診をしなさいネ〟の言葉を添えて、とん服が渡された。昼間は患者だからヒマがある。確かにそうだ。けれども歯痛が始まったのは夜になってからだのに……。私もきっと、この看護婦さんと同じことを言うだろう、と共感しながらも、服薬する気にもなれず、翌朝、とん服を返しにいった。

また看護婦のこんな言葉にも考えさせられた。頭痛がする。アイスノンで冷やしたい気分になって、巡室に見えた看護婦に頼んでみた。が、なかなかアイスノンを持参してくれない。長く待ったような気がする。熱がないから貸してもらえないのか、忘れたのか、などと様々なことを連想して考える。

しばらくして、若い看護婦が〝遅くなってすみませんでした。冷えたのがなかったもので、急いで冷蔵庫に入れたけど、冷えていないの。これで我慢してくださる？　ゴメンなさいね〟と恐縮しながら、アイスノンを頭の下にいれてくれた。温いアイスノンが冷たく感じられて、いつか眠りについていた。

私なら、こんな言葉と態度が出ただろうかと思いながら。

ある日、同室のKさんと、他室の若い患者数名が無断離院して、町へ出かけた。Kさんはその日の午後、筋電図撮影の日であったらしい。私は看護婦さんからインターホンで、Kさんの所在を再々聞かれた。患者の不在は看護婦が確認すべきではないかと思っていたが、仕方なく外出したと答えた。

他室の患者については、黙っていた。患者が他の患者の行動などについて告げると、病室の生活がしにくくなるのである。外出から帰ったKさんは私に謝ったが、他室の男子患者一名は、これが原因になったのかどうか、自己退院になった。後日私は、他室の患者から恨まれる破目になってしまった。私もこのような事態に直面したら、同室の患者たちをもっと強く詰問するだろうと思ったりした。

このようにして、私が患者として体験して得た看護婦像について〝看護婦とは、その是か非を問わず、患者の心の中に深く入るものである〟ことを察知したのである。

患者さんの心の中に生きたい

庭掃除と、看護婦観察と、看護婦としての自分の生き方、人間としての自分の在り方などについて、ひとつの方向らしいものを見出して、わずかずつ前向きに歩み始めた自分に気づいてきたときに、体の調子は、どことといって悪い所はないように思えてきた。

そんなある夜半、夢に現れたのが、あの分裂病の新ちゃんであった。長島の海の波の中から、新ちゃんが、はにかみながら笑っている夢を見たのである。ああ、私には患者さんがいた。新ちゃんが、連ちゃんが、お父っちゃんが待っている、と思うと、たまらなく島へ帰って、働きたい意欲にかられた。横山先生に、その意志を伝えると〝上田さん、退院の時期がきましたよ〟と許可されて、数日後、岡山大学の精神科病棟を退院して、愛生園の精神科病棟へ帰ることができた。入院日数五十日目であった。

なにもかもが、健康的になり、何か力のようなものが、ぐっと私を支えているようで、患者も、私も、すべての周りの者が、新鮮に見えるようになったのです。

新ちゃんが、私を見るなり〝上田さんだぁ〟とうつ向いて笑い、過去の経歴一切を忘却している七十歳のマリ子ちゃんが〝あんたフーチョさんやないかぁ〟と近づき、精薄の連ちゃんはニコニコ笑いながら挙手の礼をもって迎えてくれた。その時〝私はこの人たちによって生かされる〟と直感し、同時に、私の存在は、この人たちにとって何であっただろうかと、あらためて自分を見つめながら、相手を見つめるように努力しようと思いました。

もっとも人らしく、正直に自己を表現して、相手に伝えている精神科病棟の人たち……。

その日から、私はこの人びとの〝心の中で生きられるような看護婦になりたい。そして、それに近づくように努めることを、私の生きがいにしよう〟と、信念のようなものがわいてきた。

〝看護婦として生き続ける力になっているものは何か〟のテーマに対する結論めいたものに到達しようとしているが、これは私が職を辞して後、もう一度振り返って、再び〝何が力になって生き続けたか〟と、私自身に問いただしてから後に、結論を出したいとも思う。

確かに、私の看護婦歴は長いけれども、看護婦として、目覚めて、再出発したのは、ごく最近のことであり、私にとって、看護の道はこれから始まるのです。

岡山大学の精神科病棟で、看護婦職について再認識をして出直し、愛生園の精神科病棟でその認識を確認しながら実践できることの喜びを得て、日々研鑽を積み、看護婦として、生き続けた幸せを、いつか会得する日のあれかしと、祈りにも似たような心境が、現在の私なのです。

高島園長先生からご教示いただいた次の句を私の心の銘にしております。

秋深し　石のささやき　石の声

ハンセン病の看護を振り返って

私は昭和二十八年の六月、京都府舞鶴市の国立舞鶴病院を退職し、長島愛生園に就職しました。二十六歳でした。

らい看護に自分の生涯を――などと健気な決心と希望を抱いて島に渡ってきた若い日の私には想像も出来ないことでした。患者が患者を看護し看護婦に看護がないということが――。

盆も過ぎて秋風が立ち初めたころ、新米看護婦研修期間が終わり、どうにか、らい療養所の実態が目に見えるようになりました。第一に患者数千八百名、看護婦総員二十名、この数字のアンバランス、これは、これはと思っていると、患者が患者を看護していることに気がついて、失望落胆するも遅すぎた。

その当時の看護婦の業務は、午前中外来勤務、診療介助や、注射（プロミン室は別にある）。外科外来では包帯交換、洗眼。病室勤務者は入室者の包帯交換、処置、検温、食事介助など。午後は私服に着替えて包帯材料作り、当直者二名は内科外来で待機し、病棟入室者および一般居住棟の異常、応急処置等に当る。昭和三十一年から三交代制完全介護に切替わるまで、この状態がつづけられました。

その日先輩看護婦と当直勤務についていました。神経痛の訴え、風邪、腹痛などの症状が電話を通じて外来当直に連絡がある。医師の指示を受け、処置カバンを自転車に積み、園内を走り回る。夜の夜中でも自転車をこいで走り回ったものです。

午後五時ころ内科外来で待機していると、一人の患者がつかつかと入って来て椅子に腰をかけてしゃべり出した。六時になれば内科外来を施錠して夜間当直室へ移動するようになっている。出て行ってくれないかなあと思っていると、光が丘の恵みの鐘がゴォーンと鳴り出した。「光が丘の恵みの鐘がゴォーンと鳴りました」とアナウンサー気取りで言ったところ突然椅子を蹴って立ち上り「馬鹿にするなあっ」と怒鳴りあげた。「恵みの鐘が今も鳴っているじゃないの。どうしてそんなに腹が立つの?」「ウルセェー」とドアをパターンと閉めて出て行った。彼の名は権助、愛称「ごんちゃん」なのだ。先輩看護婦が「ごんちゃんはネ、普段はとても明るくて、いい青年だけど、何か気に喰わないことがあると誰にでも怒鳴り喧嘩を売ってね、お父さんが韓国人だって。そんなことがコンプレックスとしてあるのかネ」と教えてくれた。この時、「恵みの鐘がゴォーン」の件で、ごんちゃんと私は生涯をとおして絶ち切れない縁、言うところの腐れ縁かも、そんなものが出来てしまった。

昭和二十八年の十月、盲人会の青い鳥ハーモニカ楽団の第一回公演がライトハウスで行われた。総婦長に連れられてライトハウスで青い鳥楽団の演奏を聞いてすっかり感動した私は、後日楽団のマネージャーに、何でもいいから楽団の仕事を手伝わせてくださいとたのんだところ、「いいよ、わたしの助手をしてくれ」と許可が出た。前畑マネージャーは五十歳前後で弱視であった。後に総婦長公認として職員では私だけが青い鳥楽団員として登録されました。まもなく前畑マネージャーが急死、正式に青い鳥楽団のマネージャーに昇格、二十六年間青い鳥と共に過ごすことになります。この青い鳥に、金沢権助青年もヘルパーとして、楽団員の介助等の世話に当っておりました。私の手伝いをこまめにやってくれるごんちゃんに時どき煙草代ほどの小遣金を渡すこともありましたが、昭和四十年ごろのある日、当直室に待機していると、彼が慌ただしく入って来て「たのみがあるんだ。俺に金貸してくれ」まわりには誰もいません。

「幾ら？」

「六万円」

「何にするのよ？」

「俺な、みんな社会へ出て行くだろう。俺も出て行きたいよ。背広と旅費に六万円、俺が働いて倍返しするからよお」

「わかったわ、いつ出るの？」

「明後日だ。繁も一緒だ。和歌山市内に行く」

翌日、私は親友の外科病棟婦長の中村に権助の協力依頼、三万円出してと言うと、心よく「ああいいよ」と出してくれました。六万円を祝儀袋に入れて権助の手に渡しました。「俺な、きっと倍返しするからなあ」と、手を振り振り船着場方面へ去って行きました。

彼が島を出て行ってかれこれ三カ月、何の音沙汰もありません。住所が分かれば小包でも送るのにと思っていたのですが、消息不明。

ある日、権助さんが帰っているということを聞きました。数日後、彼が私を訪ねてきました。

「婦長さんよ、俺帰ってきたよ」

「どうしたの？」

原因はハンセン病の後遺症である。顔、手、足の障害などによるもので、足の趾は化膿するので子供のときに自分で切り取っていました。手の指数本もです。

仕事は電信柱に上がっての高所工事で、足の安定が保てず落下しました。ここで自分の病気がバレたら友人に迷惑がかかると思って、給料も貰わないで逃げて帰って来たとの話。岡山駅へ着いたら、バス代ほどが残っていて、パンを買おうとしたがパン代がない。パン屋のおばさんが気の毒がって、一個恵んでくれた、との苦労話に、「権ちゃん、よく帰って来た。倍返しはアテにしていないよ。中村と私からのお餞別だったからネ。愛生園で働けばいい。いい経験したネ」とねぎらうと「ありがとう」と彼は元気よく笑顔を残して、坂下へかけ下っていった。

そうした中で権助さんが、よせばいいのに恋をしたんです。相手は若い看護婦さんです。当時権助は四十歳くらいでしたが、ハンセン病療養所に長くいると、四十歳でも精神的には非常に若くて純粋なんです。恋をして、失恋しました。その後彼は、荒んでいきます。お酒を飲む。酒に酔っては同僚と喧嘩をする。もうすさまじく変わっていきました。私が当直の夜に、「金沢権助さんが昨夜はものすごく暴れて、部屋の戸もガラス戸もみんな粉々に壊した」と前夜の当直からの申し送りがありました。その夜「金沢権助が部屋で酒に酔って暴れている」と同寮者から電話連絡が入りました。彼の部屋に行ってその乱行ぶりに私は怒りました。「あんた、何があったか知らないけど、こんなことをされたら困る。当直はあなたのためだけでなく全体の当直なのよ」と。このような荒んだ生活が続いて、次第に彼の視力が落ちていきました。

権ちゃんは虹彩炎で視力が落ちていると評判になりました。彼は、外科病棟へ入ります。外科の婦長の中村は「権ちゃんは難しくて難しくて、ちょっとしたことで突っかかってくるんです。あんな難しい男とは知らなんだわ」と言いました。だから手術もできないままでした。

あるとき権助がささいなことで怒って、「死んでやる」と言って、雨の降るのに病棟から飛び出しました。病棟婦長は、若い看護婦を連れて彼を探しに行きました。彼は、目が見えないのに海岸を一所懸命歩いていました。やっと「権ちゃん、どうしたの?」と言ってつかまえたら、「離せ、離せ、おれは死ぬんだ」と言って、雨の泥沼の中で三人が格闘になったんです。「俺の気持ちを誰もわかってくれない」と大声で権ちゃんは叫び、しゃくりあげて泣き出しました。泥まみれの若い看護婦が突然「権ちゃん、甘えるんじゃないよ」と言ったのです。すると権ちゃんが、はっとした顔をして呆然としたんです。それから大きな声で再びおいおい泣き出しました。看護婦長も、看護婦も、三人でその泥の中で肩寄せ合って泣きました。二人は彼を支えて連れ帰り、病棟でおふろに入れました。

それからの彼は、人が変わったように非常におとなしく、素直になりました。看護婦長が「権ちゃんが非常に変わってきた」と言いました。だけど幻視か幻聴かがあったのです。目が急に見えなくなると、幻視か幻聴が出る場合があるんです。私は精神科病棟の担当でしたが、外科の中村看護婦長が「上田さんとこへ行くかと尋ねたら行くと言っているけど、どうする?」と言うので、「じゃあ私が彼に聞いてみるわ」と言って病棟へ行きました。「権ちゃんどうする? 五病棟へ来るか?」と尋ねると、「婦長さんとこへ行く」と言うので、私は権助を精神病棟へ連れて行き、個室に入れました。そのころカラオケがはやっていまして、一緒に仲間に入って楽しんだのです。精神科の患者さんたちも彼を癒してくれました。権助も段々明るくなっていきます。もうほとんど目が見えなくなっていました。

権ちゃんがある日私に、自分の生い立ちを話しはじめました。自分は京都で生まれた。父親は飲んだくれだった。母親は、優しい人だったが、結核になったので京都にいられなくなり、三重県の山の中に掘っ立て小屋を作って、そこで生活していた。父親は出稼ぎに行って時どき帰ってきた。はいはいをする二歳の弟の面倒を母親に代わってみていた。母親は時どき血を吐いていた。そのとき俺は八歳だった。学校へ行けないし、薪を拾ってきて、お湯を沸かし、お母さんがいつでもお湯が飲めるように、また体が拭けるように心を配った。しかし、食べるものがないので畠に行って、冬であれば、白菜を取った後の残り葉っぱをこっそりもらって、それを塩ゆでして、おかずにして炊いたご飯を食べたりした。また、椎の実や栗のあるときには、弟を背負って山へ入った。二歳の子を紐で木に結んで、その子がはいはいして遊べる範囲の草を刈り、自分は栗や椎の実を拾っていた。するとどこからともなく石が飛んでくる。(その頃はもう「小児らい」を発病していたので顔に症状が出ていた)「ここから出て行け」とか「ここへ来るな」とか言って村の悪童どもが石をぶつける。権ちゃんは二歳の子供を抱いて「僕はいいけど、この子だけは助けてください」と哀願しました。こういうふうに八歳の男の子が二歳の子供を育て母親の世話もしていた。弟をおんぶして山から帰ったら、母ちゃんが土間で血を吐いて死んでいた。お父さんはいないし本当に困った。村の方に知らせたら、村の人がお父さんを探してくれて、その山の中にお父さんと二人で穴を掘ってお母さんを埋めた。その後、僕はらいになっていたので、らい担当官に連れられて長島愛生園に入園することになったが、着るものもなくて、らい担当官の年上の息子さんのだぶだぶの学童服を着せてもらい、戦闘帽をかぶり、担当官に連れられて愛生園に来たという。

昭和十八年、権ちゃんは病児たちの入る少年寮に入寮する。当時子供たちは少年少女、幼い年少者を含めて百名あまりの子供が、山の斜面に建つ望ヶ丘と呼ぶ少年少女寮に入寮していた。寮には寮父寮母の人たちがいて、子供たちの保護指導に当っていた。(患者作業によるものであるが、一定の有資格者が任じられていた)寮生には皆、家から贈り物がくるのに、彼にはこない。年長の男の子にはいじめられるし、何もかも嫌になって自殺しようと思うようになった。

「俺はな、愛生園に来て二度自殺しようと思って二回決行した。一度は少年寮の時代だ。この下の海岸でポケットに石ころを入れて海に飛びこんだ。泳げないし、ブクブク沈んでいくのが分かった。そのとき大声がして俺の服をつかんで引上げてくれた人が吉岡青年だった。馬鹿な真似をするなと言って吉岡青年は自分の住む寮へ連れて行き、そこには青年のお母さんもいた。親子で入園していたんだ。『死んだらいけない。生きるんだよ』と悟してくれた。親子でかわいがってくれるようになった」

それから権助は生きる知恵を持つんです。海岸にいって貝を掘ったりタコをとったりして、これを売りに歩いてわずかではあるが収入を得ていたと、話しました。話を聞き終わって「なあ、権ちゃん。あんた本当にいろいろ苦労したんだね。これからあなたの力になれるだけはなるから、とにかく頑張ろうね」と言いきかせました。私は権助に本当に精いっぱいのことを精神科病棟の中でもしました。だんだんと彼も朗らかになりましたが、私は昭和五十六年の十二月一日付けで退職することになったんです。彼に言うのが嫌で嫌でためらっていましたが、仕方がないからある日、「権ちゃん、私は、辞めるんだよ」と言ったら、「ふうん、婦長さんが辞めるなら僕はここにおらんわ。僕も寮をもらって帰るわ」と言って、彼は介護センターの寮に帰りました。

私は十二月一日付けで松江に帰りました。権助には誰からも小包を送る人がいないんです。だから私は、松江に帰ってから、権助はいつも汚い格好をしていたのでデパートに行っては特価品の洋服を買って、お菓子やいろいろな物を入れて、一カ月に一回ずつ二年間送り続けました。愛生園に行くたびに権助を見舞っておりました。権ちゃんが「婦長さん、もう自分でやれるようになった。お金も少しためたから、もう送らんでもいいよ」と言いました。私は一年に二回、多いときは三回ぐらい愛生園へ行きますが、私が来るのを待ってたとばかりに、とっても喜ぶんです。もう目は見えなくなっていました。

そういうふうに彼が盲目の世界で、どうにかこうにか生きるようになったなと私も安心していました。平成十二年四月に愛生園を訪ねましたが、時間がなかったので次に来たときに権ちゃんを訪ねようと思って寄らなかったんです。一カ月ほどしてから女性の入所者から電話があり「上田さん、権ちゃん死んだよ」と知らせてくれました。「どうしたの?」と尋ねたら、「急に心臓が悪くなって、おととい病室に入って、昨日の朝十時に亡くなりました。彼は無宗教だったから、お葬式もしないで、火葬にして、もう納骨堂に入っています」と言うんです。私は突然彼の死を聞いて「しまった、あの時権助を尋ねればよかった」と悔やんでも悔やみきれません。「権助、権助」とつぶやきながら私は一人で泣きました。悔やまれました。「社会(島の外)のどこかへおいしいものを食べに連れていってくれんか」と言ったので、「ああ、いいよ」と返事をしたのに、それも果たさないで、死んでしまったのだと思う一方で「恵みの鐘がゴォーンと鳴りました」と言った時、権助が「馬鹿にするな」と言って肩を怒らせて出ていった姿が重なって思い出されて、ごんちゃん、権助と叫びながら一人で大声で泣きました。

おわりに

私が長島愛生園で過ごした二十数年と退職後の二十年間の金沢権助さんとのかかわりを振り返っ

て、金沢さんの生涯を語らせていただきました。ハンセン病療養所の看護の対象者は療養所への入所を余儀なくさせられた人びとの集団です。老齢化と重複障害のために社会復帰ができず、人生を療養所で送らねばならないという特殊な事情を含んだもの。それがハンセン病の因子であることがあげられます。金沢さんと私のかかわりは看護という領域からは外れているかもしれませんが、ある時期の彼には一人の人間としての支えが必要であったと思います。ささやかな援助が彼の生きる力への手助けになったとしたら望外の喜びです。それにしても彼の死は辛く悲しいです。

手の想い出

金沢権助

がぶがぶの軍帽をかぶって
らい園にきたおれ
みんなおれの前でおばけごっこをしていた
手も足もないのが

「坊、いくつ」ときく
俺は黙って泣きだしたまま……

あれから一年が過ぎた
戦争がおれのめしをとりあげた
腹を空かして
畠に南瓜を沢山植えた
でも
悪いからすがさらって　腹が鳴いた

また一年が過ぎた
戦争がおれのちっちゃな手と足をうばった
山の松根掘り
馬鹿でっかいにぎりめし

おれは傷だらけになって　山に行った
ちいさな手にのせたにぎりに
血がにじんでいた

やがてまた、一年が過ぎた
やっと戦争がなくなった
でもおれたちのらい園はまだ戦争なのだ
疲労と飢えで
火葬場の煙突に消えていった
生き残ったおれは
ぼろぼろにくずれた手と足

あれから十幾年が過ぎた
らいは治ると誰かがいった

テレビが島に入っておれの心がさわいだ
一日、二日でも
おれの残された指で飯を食べたいと
船に乗って
故郷に近い土地でやっとみつけた仕事
電話工事の八時間
後遺症にきつい電柱仕事
泣き出したい一日、二日が過ぎた
なれない視線が厳しくおれの心をついてくる
やがて、麻痺した手は
ペンチを地に落として
おれは仕事をすてた

でも、おれは、おれの手でめしを

三ヶ月たべた
故郷に近い土地で

おれのこの三ヶ月は
らい園のかたすみのおれを
ささえてくれる

紙芝居

一銭ねだって
紙芝居見た。
小さな蟻が

大きな餌を運んでいた。
大きくなったら
大きな餌を
僕も運ぶんだと
母ちゃんにはなした。

母ちゃん泣いて
僕にあやまった。
なぜあやまるのかもしれず
僕も母ちゃんと一緒に泣いていた。

第二部　人にやるもの、なあに

第五病棟の彼と彼女たち

あなたの世界から

上田政子

あなたの心の世界　精神構造に
いったいなにが　おこっているのか

あなたの行動は四六時中
監視され
二十四時間　確実に
記録され
私たちに把握されている　というのに
私たちは
あなたを知ることが　できない

失禁数十回　奇妙な叫び声
衣服のまま水風呂に飛び込み
全裸で廊下を走る
あなたが眠っている　だらしない姿も
すべての行動は確実に
捉えているのに
私たちは
あなたの内面を　知ることができない

あなたの奇矯な行動は
そのつど
嘲笑と　侮蔑と　罵倒が
容赦なく　浴びせられているのに
能面のような　あなたの表情は

微動もしない

帯紐織職人であったことも
ハンセン病者の強制収容で
郷里に妻子を　おいてきたことも
あなたは話していたことが　あったのに

いま　あなたの言えることは
ウー　ウーと　甲高い奇声だけ

あなたは何を失ったのですか
それとも
人間世界の雑念が煩わしくて
逃避したのですか

拒否しているのですか
そして　あなたの世界から
　私たちを　嘲笑して　侮蔑して　罵倒して
　踊らせているのですか

石仏のように無言で
私たちを　みつめている
能面のような　あなたの顔

おしえてください
あなたが　失ったものを
得たものを

鎖《とざ》してしまった　あなたの心の世界から

あなたが覗いているであろう
人間とは
私たちとは
いったい　なんであるかを

（かつての精神病棟での看護の悩みを綴ったノートより）

その一　新ちゃんのこと

彼がもっとも忙しい日は一月一日である。朝、のっそり起きあがると、「明けましておめでとうございます。本年もよろしくお願いします」と年頭の挨拶をのべ、病室の患者さん一人ひとりにあいさつ回り。それがすむと勤務の看護婦、看護助手に「おめでとうございます、歳、幾つになった?」とそれぞれ聞いてまわる。

「女の人に歳なんか聞くもんじゃないワ、知らん」

「そう言わんと教えてえな。なア、幾つになった?」

年齢に劣等感のあるものはそう容易に教えない。おおむね一つ二つさばを読みたくなるのも本心らしい。正直に答えてやると、彼の執拗な追求にあわずにすむが、満足な回答が得られないと、側《そば》から離れない。なんとか言いのがれようとするのが女性の心理である。デリケートな女性心理を知るや知らずや「歳、幾つになった?」と続く。

「去年と同じ」

「嘘やわ。な、教えてえな」

「あ〜、もうかなわんな。○○歳になったの。もう、おばあちゃんや」

「婦長さん歳いくつ？」

「十八や」

「そんなん、あかん。嘘言ったらあかん」

「新ちゃんより年上には間違いないわ」

「フーン、ほんなら四十か五十か六十か」

「新ちゃんいくつなの？」

「あしかけ三十九歳、満三十八歳」（新ちゃんは昭和五年生まれ）

「どうもありがとう。新ちゃん歳幾つ？」と彼の先手をとると、ポカンとした顔をしてニヤニヤ笑っているが、これですむ訳ではない。

面会の人びとにも、ばか丁寧なあいさつをしてから「歳幾つ？」の付録がつくため「いやぁーハハ……、どうもどうも」と相成る。ひとわたり年齢攻撃が終わると、一月一日の歌、年の初めのためしとてぇ……がはじまる。

夕方ころには、すっかり声帯を痛めて声もしゃがれる。彼ほど正月を楽しみ、それを行動に現す人物は、ざらにはいないと思う。

新ちゃんこと、新太郎。五病棟のシンボルとしてなくてはならない存在の好男子である。しかし、表向き彼はずいぶん損をしているように思えるので、彼の名誉のため、この愛すべき人柄を読者の皆さまに知ってもらいたく人物紹介をかね、この愛しき彼、新太郎の素顔を書いてみることにした。

大藪新太郎、精神分裂病、発病十六歳。彼の少年時代を知る人は「頭がよくて読書家だった」と評する。身長一メートル七十センチ、体重五十六キロ。頭が大きく、後頭部は絶壁をなし、頭頂部へ登るほど細くなっている。どうひいき目に見ても美男子の類にははいれない。無表情で口唇が厚く、一見無愛想な容貌のため、彼の人柄を知らない者は不気味な感じを抱くらしいが、よくよく見ると目元は細くニンマリして、チョコナンとした鼻は愛嬌があり、付き合えば付き合うほど味わいのある愛すべき性格の持ち主である。左肩を落とし、首を二十度右に曲げ、おまけにその首を前後に振って歩くのが特徴で、右手のひらを前方に向けて振るのもまた変わっている。気が向くと小さい頃の話をポツリ、ポツリとしてくれる。以下は彼の語る身の上話である。

「お父さんは鉄道員で切符をきっていた。どこの駅か忘れた。僕は私立工業学校の夜間部二年まで行って、戦争のときは、工場に行ってたんや。ダンピンをつくる仕事や。大砲の玉の後ろの部分や。知っているやろ、あれを作るんや。そのとき、この人さし指と中指を機械にはさまれて、落としてしもうた。お父さんやお母さんの名前か……忘れた。……知らん。……兄さんが一人おった。誰にも会いたくないワ、へへへ……恥ずかしいから。お母さんと敷島劇場へ映画を見に行ったことがある。〝蘇州夜曲〟という映画で、君がみむねにィ（唄う）、という唄、知っているやろ、あれや、李香蘭が出ておった。行くときか帰りか忘れたけど、お母さんと氷西瓜食べたのを覚えている。家はどうなったか知らん。火事で焼けた」

「空襲で焼けたの？」

「知らん。小学校は魚崎小学校で一番が田中忠男、級長だった」（この田中忠男氏なる人物に憧れて、時どき「僕、田中忠男です。級長です」と言うことがある）

「新ちゃんは何番だったの？」

「三十九番や」

「何人おったの？」

「四十人で三十九番や」（一番と言わないところやビリとも言わないところが彼らしい）

「回れ右したら二番やな」

「学校の成績も回れ右、するんか？」


彼の病歴は長く、精神を病んでから二十年を経過している。破瓜型、回復性に乏しいとされている病型である。以前は衣類を破ったり、窓硝子を素手で割り、そのたびに、何針も縫合する負傷をしたり、人を殴ったり、衝動的な暴力行為をしたが、なんといっても彼にハクをつけたのは、元の老朽病棟の炎上事件である。事件後、涙をポロポロ流し、「もう絶対にしません」とうなだれている姿を見て、私も涙がでたと当時の田中婦長の述懐を聞いたことがある。火事の話題が出るとションボリ肩を落とし、うつむき、指先をいじっている彼のしぐさを見て、あわてて話題をそらすことがある。そんな彼も二年ほど前より派手な暴力沙汰もなく、精神症状も落ち着いている。精神的にも健康管理上も、現在の彼には保護室は不適当と思われるので、高橋先生と相談の上、保護室から開放室に移すことにした。（彼の場合、暴力行為のあったときと、消灯後のみ施錠していた）

「新ちゃんは近頃硝子も割らないし、乱暴もしなくなったので、一号室に移ってもらいたいと思うけどどうかしらね」と話しかけると、ニッコリ笑って「悪いことしませんからお願いします」と、彼独特のお辞儀をする。「じゃあお荷物まとめてちょうだい」と言うと、横着者の新太郎が、スタコラ荷物をかついで保護室から出てきたのである。

彼がこよなく尊敬し、親愛の情をよせている人にMさんという友園の女性の方がおられる。二年前神経症でこの病棟に入室されたが、知的なMさんは、彼を友人として認め、ひきたて、Mさんが示したあたたかい人間的な愛情といたわりが、彼に、心理的な安らぎと、潤いと、自信を与えたようである。彼がMさんを忘れないように、私たちもMさんの人柄を忘れることができない。

Mさんの退園が決まり、お別れパーティーをしたとき、堂々Mさんへのお礼の言葉を述べ、唄を歌い、あのぶきっちょな体でダンスをし、まったく彼の独壇場であった。

「もう帰るんか」と名残りを惜しみ、天候の都合で出発が延期になったときの彼の喜び。Mさんを波止場まで送って行き、船が見えなくなるまで手を振り、帰ろうと促してもボンヤリ突っ立って桟橋から去ろうとしなかった。Mさんから彼に届いたはがきを何十遍も声を出して読み、ボロボロになったはがきを懐に入れて離さなかったものである。

翌年の春、友園にいるMさんに会うため、新太郎にとっては四国路への初旅に出発した。根元看護婦、松本看護助手に連れられ弟分の連太郎と船に乗り込み、小さな船窓から顔を出して、いつまでも手を振って喜んでいた。さて、Mさんに会うと顔を真っ赤にし、せっかくMさんが出してくださったお菓子に手をつけず、「Mさんの顔を見ているだけでいい。もう胸がいっぱいになってしもうた」いくらMさんが話しかけても、うつむき、もじもじしていたことは、今でも語り草のひとつになっている。今年もまたMさんに会いに行くと楽しみにして「船はいつ出るの？　連れて行ってくれるんか？」と聞いて回っている。

Mさんを知ってから彼の行動に活発さが見られるようになった。それを裏書きするものに、盲人会の忘年会がある。盲人会の催し物があると、五病棟も必ず招待を受けるので感謝しているが、さて行くまでは大いに楽しみにして、何日も前からはしゃいでいる。いざ会場へ着くと、だんまり大将の無言の行であるが、この年は、僕も唄うとマイクの前に立ち「ご招待ありがとうございます。〝長崎の人〟を唄います。（早口で唄う）どうもありがとうございました。僕たちも社会復帰するようにがんばります。皆さんも体を大切になさいませ。おわり」と一気にやってのけたのである。用意されたメモを読んでのこととはいえ、彼にとっても同行した私にとっても、突然変異の出来事で、全く驚いてしまった。会場からは盛んな拍手が、彼のために惜しみなく送られたのである。今日の出来事がよっぽど嬉しかったのか、思い出してはクスクス笑っていたが、

「上田さん、来年は何を唄ったらいいの？」

「新ちゃんの得意のもので自信のある唄がいいでしょう」

「では、〝夕陽の丘〟を唄います」直立不動の姿勢をとり、まじめな顔つきで唄ってから「ご招待ありがとうございます」

忘年会のすんだその日から、来年の忘年会に備えて稽古している人は、世界にも類を見ないだろうと、親馬鹿チャンリンの私は自負している。その練習の成果が実って、翌年の忘年会にも堂々と唄ったのは言うまでもない。今年の秋十月に公演する「青い鳥」の演奏会には、愛生会館の舞台に立つと言って稽古に余念がない。ぜひとも彼に出演してもらいたいものである。

今年の八月、ワークキャンプの学生さんが主催したむすび祭りの時、夜店で金魚すくいのあるこ

とを知り、網を十本予約して根元看護婦とお祭り広場へいった。が、間もなくがっかりした顔をして帰ってきた。

「あかんわ。掬うものが、ないねん」

「どうして？　十円出して網を買ったでしょう？」

「売り切れてしもぅて網がないねん」

「そんな金魚掬いってないわね。じゃあこのハエタタキ持って行きなさい。これなら幾らでも掬えるわ」

「そんなん、あかん。紙やないとあかん。叱られるわ」そばで岡本博看護助手が聞いていて「そやそや、新ちゃんの言うとおりだ。婦長さんより新ちゃんのほうが良心的だ。な、新ちゃん」

翌日学生さんに網を十本予約して、新太郎を連れて金魚掬いに行く。真剣な顔つきで金魚を追い回しているが金魚はうまく彼の網の上に乗ってこない。紙が破れると「婦長さん、掬ってえな」飽きっぽい彼は、もうこうなればどうなだめてもすかしてもおしまいである。代わってどうやら三匹すくうことができた。小さなビニール袋にいれられた金魚をためつ、すがめつしながら持って帰る。その金魚は食堂のテーブルの上で元気に泳ぎ回っているが、チビの金魚にしては一度に一年分くらいの食糧を新太郎にもらってアップアップしていることがある。

彼はとっても気が小さい。病棟内では、足と口に暇を与えないほど動き回っていても、外へ連れ出すと黙ってしまう。黙々として歩いている。知り合いの人に会って煙草をもらうと、挙手の礼をとり深々と頭を下げる。必ず左手で敬礼するから面白い。気が小さいと表現するのは適切でないようにも思える。彼は彼なりに自覚しているのではないかと窺える節もある。緊張しているのだろう。蒼白な顔をしているので、見る人には恐い印象を与えるようだ。

レクリエーションのときなど、せっかく用意した弁当や好きな菓子などには、手もつけずゴロッと寝ころんで、それも頭をかかえて丸くなって寝ころぶ。

「気がねする人なんかいないから、食べよう」とすすめても絶対手をつけない。そのくせ帰るとガツガツ食べる。こんなレクリエーションでも面白いかなあ、と思うが、後日誘うと真っ先についてくるのは新太郎である。外出中は手も足も出ないのが彼の癖であるから、彼が時には一人で首を振り振り歩いているのを見かけても恐がらないで、いただきたい。以前は、レクリエーション後に病棟で精神状態が荒れることもあったが、今ではそんな気配はない。

病棟に冬ちゃんという女性患者がいる。強度のヒステリー症で、時どき大声を出して怒る。新太郎が長椅子に横になっていると「コラッ、どけっ」とやられる。すると新太郎はのっそり起きて席を譲る。看護婦が冷やかして、

「新ちゃん、冬ちゃんをお嫁さんにもらったら？」

「あかん、あかん。冬ちゃんは恐い、叱られる」手を横に振って強硬に辞退する。


新太郎の精神状態が少し怪しくなると、悪戯を始める。ありとあらゆる場所の電気のスイッチを押して回る。水道栓をひねり、パアッと水を出す。出しっぱなしにはしない。必ず閉めておくから助かる。玄関の呼び鈴をリーンと押す。出てみると「旅の者です。ごめんください」しきりにペコペコお辞儀をしている。これでは怒るに怒れない。大きな口をあけて空を見る。長い顔をいっそう長くして鼻いじりをする。テーブルの回りをグルグル回りながら、懐かしのメロディを歌いまくる。古い唄ならたいてい覚えていて、あかず歌っている。〝愛染かつら〟の唄には前おきを言う。「八千億兆万年前の歌イチ〝愛染かつら〟。〽花も嵐も――」……。黒板に「東大総長、内閣総理大臣、級長大藪新太郎」と書きなぐる。彼に一日中ガタガタやられると最後に頭にくるのが勤務者で「新

ちゃあーん。もうやめて、頭が変になるわー」……時どき悪戯が過ぎて大目玉をやることがある。

「新太郎は誰の子おっ？」と一喝やると、

「婦長さんの子、上田新太郎」

「上田さんはこんな悪い子を持った覚えがないわ。勘当です。出て行きなさいっー」

「ああ、泣けるなぁー」右手でこぶしを作り泣く真似をしたかと思うと、床の上に大の字になって寝そべる。そばにいる勤務者が「新ちゃん、起きなさい。お尻に虫が入る。起きて謝りなさい」と引っぱり起こすと、「どうもすみません。許してください、許してください」と、何度もお辞儀をする。

この「泣けるなぁー」は新太郎の最も得意とする演技の一つである。前述した身の上話の後など「あー泣けるなぁー」が出る。そのあと大の字になるから見ている者は抱腹絶倒する。

新太郎の悪戯の筆頭に汲み置きの水をひっくり返すの巻がある。愛生園の名物の筆頭は断水であったから、夏冬問わず汲み置きの水が必要である。この大事な水を捨てられると、業務に支障を来すから困る。便所に大きなタライに汲み置きをしている。ある断水の夜、この水が一滴も無くタライの中は乾燥している。当直者が困ってどうやら水をかき集めたが、その翌日も同じ状態で、これはホースが水に入っていたから吸引したのかと思う。「ホースは水の中に入れないように」などと申し送りをしたが、またもや満水のタライは底を見せている。タライに穴があいているのだろうと、管理室で調査したがタライは無傷である。原因不明のできごとに頭をいためていたが、ついに犯人を捕まえることができた、新太郎である。夜間人手の薄い頃を見計らってひっくり返していたが、彼はつい油断したのか、白昼堂々とこの行為をやってしまった。犯人逮捕の報が知らされると勤務者全員、大笑いしたのである。新太郎は罰として約束どおり、一時間おきの煙草が「一回だけ二時間おきになる」刑に服した。そして「泣けるなぁー」に相成るが、この災害は忘れた頃にまたしても新太郎にやられるから恐れ入る。


彼は世界旅行が好きで、大金持ちである。

「僕、どこの国の人か知ってるか？」

「天国の人でしょう？」

「違う、教えてやろうか、外国人」

「どこの外国なの？」

「ノルウェーでもいいし、スイスでもいい」

「どちらかに決めるのね」

「うん、スイスにするわ。これからスイスへ行くわ」

「とてもお金がいるけど持っているの？」

「九千億兆万円持っている」

「ウァー凄い。少し貸してくれないかなぁ」

「うん、九千億兆万円はどのくらいあるの？」

「サア、数えてみたことがないのでわからないけど、たぶん五病棟には入りきれんでしょう。一度数えてみたいものね」

「伊丹空港から飛行機に乗って行こうよ」

「ハイ、行きましょう。支度してきなさい。トランク持って……出発です。プルーン」と飛行機の真似をするとニヤニヤ笑っている。一日に一度は誰彼をつかまえて世界旅行に誘っているが、その彼より喜んで世界旅行へ出発するのは誘われた勤務者のようである。


新太郎は無精者に見えるが、そうでもない。入浴のときは、頭のてっぺんから爪先まで、物も言わずに瞑目して一心不乱に洗っている。夏の夜の清拭は、彼ほど入念に体を拭く者はいない。見てくれが茫洋としているせいか無精者に見える。開放室に移ってから特に生活態度が良くなって、就寝前の手足拭きや寝巻の更衣、寝具の整頓など、一、二度教えると曲りなりにも実行する。

弟分の連太郎は外出も多いので、セーター、開襟シャツなど着せていたが、新太郎には白い病衣をいつも着せていた。今年の夏、新太郎にも浴衣を着せたらという意見がでて、浴衣を購入し、管理室へ呼んで着せたところ「これ僕のか、フフ……」と満面笑みを浮べ、袖を引っ張ったり、襟先をつまんだり、歩いてみては「フフフ……」鏡の前に立っては「フフフ……」「ウァー新ちゃん男前になった」と言われ「フフフ……」「坊ちゃんみたい」と褒められ「フフフ……」。お祭りなどで子供が新しい着物を着せてもらつて喜んでいる状態と全く変わらない。「連太郎にばかり買ってやって、新太郎も内心欲しかったのね。私たちは一人ひとりの意をくむ心がけが不足している」と勤務者みんなが反省させられた次第でした。以後新太郎は病衣をやめて、パジャマを着たり、浴衣を着たり、アロハシャツ、セーターなどニューモードを楽しんでいる。正月にはウールの着物を新調して着せようと計画している。

野崎高行看護助手が「新ちゃんは時間も分かるし、連太郎の払下げの玩具の時計ではかわいそうだから、本物の時計を買ってやったら」ともっともな意見をだされ、早速新太郎に聞いてみると「本物を買ってくれるんか？　連ちゃんの時計より値打ちがあるな」と嬉しそうに話すので、手ごろな時計を買って腕に巻いてやったが、あとは読者のご想像におまかせする。

彼は外見と異なり心の優しい持ち主である。連太郎を弟だと言って可愛いがる。兄弟喧嘩のようなことをして最後に連太郎に「バカバカッ」とやられる。持ち物を連太郎に取られてベソをかき、助けを求める目つきをするが結局あきらめてしまう。気がむくと盲人の手引きをする。大きな体をそっと盲人の肩に手を添え寄りそって、ソロリソロリと歩調を合わせて歩いている姿を見ると微笑ましく瞼が潤むこともある。

川正さんがオーイオーイと呼ぶと、用事を聞きに行き、枕を直したり、尿器の世話をしたり、用件を伝えてくれたりする。病棟の寮長さんに任命すると、来客への挨拶も上手にやってのけ「お名前をお聞かせください」も忘れない。

彼は時どき突飛な質問をする。あるとき、「人にやるもの、なあに？」と質問された。

さてと、考えたが、「人にやるものは、愛情、真心、勤労、感謝、奉仕」と、答えると「いいこと言うわ。書いてぇな」と言うのでメモに書いて渡した。数カ月後また「人にやるもの、なあに?」と質問する、前に答えた項目を忘れて考えていると、

「僕が教えてやろうか。愛情、真心、勤労、感謝、奉仕」とやられた。五病棟を訪れた人で、この質問を彼から受けた経験をおもちの方もおられると思う。

彼がよく質問する言葉で「商売なに?」というのがある。その答えを聞いているとなかなか面白い。

「公務員」「看護婦」「病人の世話をする商売」「公務員だから商売でないの」「学院の生徒」「サァむつかしい質問だ」「新ちゃんにご飯食べさせる商売」「医者と言ったらいいかな」「男の看護婦」「新太郎を叱る商売」全く様々であるが、どうもこれらの回答は、彼を満足させる明快な回答ではないようだ。また「こくそってどんなこと?」と質問されたので、どんな字を書くの? と聞くと「知らん」と言う。知らないと答えるのも教育上(?)よくないので「例えば、泥棒をつかまえて、この人は人の物を盗んだ悪い人間だから、調べてくださいと検察官という役人へ申し立てることだ」と答えると「書いてえな」と言うので書いて渡すと、「どうも有難うございました。感謝のときはこうするんです」両手を丸めて三拝九拝している。私はいまだにあの回答には責任がもてなくて後

悔している。

新太郎は病棟きっての学者である。新聞、週刊誌、『愛生』を読むのも新太郎である。読み方が彼流で面白い。必ず新聞を逆にして見る。そしてサアッーサアッーと首を縦に動かして一分くらいで読み終わる。二度と再び目を通さない。読んでいないかというとそうでもなく、トップのニュースなど覚えていて、それが時効にかかるころ結末を聞くことがある。たとえば「電車の衝突で何人死んだ?」(当時の有名な衝突事件)とか「ピストル犯人は捕まった?」とか質問する。世界の有名な政治家の名前もよく知っている。リンカーン、ケネディ、ホーチミン、ドゴール、毛沢東など、彼が知っている政治家は過去の偉大な政治家たちであり、日本の総理、愛生園長のお名前をご存知かどうか、さしさわりがあるので省略するが、彼の脳裡を揺さぶるような最近の我が国の政治家はいないのか。残念ながら、彼の口から聞いたことがない。

予算の都合で、五病棟の新聞が中止になりかけたとき、彼の学者ぶりに自治会の善家病棟主任が感心して続行の手配をしてくれたが、自治会役員の皆さま方も、彼から新聞を取り上げることのないように、あたたかい自治政治を彼らの上に惜しみなく給わりますようにお願いしてやまない。

（善家病棟主任は愛生園の入園者自治会厚生委員で、全病棟の患者代表の役回り的な仕事をされている）

大藪新太郎の日常生活は愉快でユーモアに溢れ、時にはペーソスを感じ、私は飽くことを知らない。彼の精神内界は分裂しているとしても、精神の純粋さにふと心をうばわれて、私はその純粋さの上に、尊大な支配者となって優越観念を彼に投じているのではないであろうかと、自分の精神の卑しさを見せつけられた思いをすることがある。

彼によって精神科看護の喜びや、反省と評価が決まると言っても過言ではない。

ここに書いたのは彼のごく一部であり、本年中の『愛生』の誌面を借りきっても書ききれないほど、豊富な材料の持主である。実在の人物を描写し、しかも本人が抗議する能力を持たない精神障害者であり、人権上の問題もあって良心に反するが、精神障害者に対する誤った観念が、なにかの形で理解への方向に目をむけられ、彼らのイメージチェンジのために、微力でも役立つことを祈って、私はこの冒険をあえてしたのである。

「上田さんは僕のお母さんやなあ」細い目をニンマリして甘えたり、叱られると「上田さんは義理のお母さんやな」と抗議するこのいじらしい、いとしき新太郎。「お母さん」は、新太郎を再び保護室へ送り込まないように頑張るわね。それが「お母さん」の新太郎に対する責任と愛情ですよ。新ちゃんの日常生活をこまごまと書いたけど、みんなに新ちゃんの歪められた映像を取り除いていただきたいからです。わかってくださるわね。

精神科　高橋幸彦

先日、五柄棟の上田婦長が私にある原稿を持ってきました。この原稿が皆さん、勿論職員・も含めて、精神病者に対する誤解を解くと共に、認識を改めて戴く一石になればと書き記したとのことであります。

しかし、これを『愛生』に発表することが、大藪さんを傷つけることにならないか、随分迷い懸念したとのことです。私は読了後、皆さんに読んで戴ければ、大藪さんを傷つけるどころか、むしろ皆さんが、精神病者に対して親近感を抱いてくれるのではないかと期待を持ったのです。

大藪さんの微笑ましいペーソスに満ちた姿が生き生きと描写されていて、時折にしか園を訪ねない私には、初めて知る彼の生活状況が、目のあたりにみるように描かれていました。

現在、私は三百五十名の精神病者の中で、診療に従事していますが、精神病者の中には、我々をはっとさせるほどの純真さが認められます。その反面現代社会に順応できず取り残されていく姿も見ます。

精神病者のその茫然とした、また、奇態な姿を見れば一見内部の活動が停止してしまったかのような印象を受けますが、表面的な印象とは逆に彼らは、我々の想像を絶する恐ろしい現象に自分の全てをかけて怯え、その恐ろしさを体験しているのです。

この精神病者をただ単に隔離せねばならぬものと考えるだけでなく、一人の悩める人間として、その気持ちを理解し、彼らに接近しなければならないと思います。

精神病者に対する深いご理解を切望してやみません。

[注] この記録は一九七〇（昭和四十五）年『愛生』一月—九月号まで連載されたもので疾患名等は当時の用語のまま使用することにしました。ご了承いただきますようにお願いいたします。

その二　おねえさんと蔭の声

この内なる声は「枯草の中の針」に似ていました。それは不自然で嘲笑的でした。「アー、アー、それから先生は話した、話した」そして声はわざとらしく「話した、話した」と言い続けました。私はそれらをおさえつけ注意をしないようにと努力しました。しかし、内なる声はその努力に従わないで、嘲《あざけ》りは繰り返されました。

（セシュエー『分裂病の少女の手記』みすず書房　一九五五より）

彼女はいつの頃からか、「おねえさん」と呼ばれるようになった。今年五十六歳。「おねえさん」と呼ぶには不自然な年齢であるが、彼女の優しい人柄と、か細く可憐な美声と、ゆったりした口調の話しかたから、「おねえさん」と呼ばれるようになったのだろう。盲目で色白、ふっくら肥って人肌観音さまと、どこか似かよった風情がある。起居振舞いには、少女のようなあどけなさがあり、それに礼儀正しい。冒頭に彼女の優しい印象を観念づけていただきながら、彼女の精神内界をよこぎる非現実的な「蔭の声」を病的疾患として捉え、外部からは、はかり知ることの出来ない彼や彼女たちのもつさまざまな苦悩を理解し、共感していただけるようにと祈りをこめながら「おねえさんと蔭の声」を書きすすめます。

南トシコ、大正四年三月九日生まれ

本籍地、広島県

入園、昭和二十二年八月二十九日

入園時所見　脳に異常あり

その他一切不明（記録なし）

昭和二十二年九月とけん舎へ入居

昭和三十二年、岡大医学部精神科大月先生、精神分裂病と診断される。

昭和三十三年、精神科専門医M先生が就任されて、本人の治療にあたっておられるが、当時の状況についてM先生は、次のような心境を記録されておられる。

現在では薬物治療、精神科的治療を施そうと思っても、治療的雰囲気におかれていないために出来ない。以前から具申しているが改善してもらえない。嘆かわしいことだ。このような療養所では精神科は軽視されてしまい、精神病が身体病と同等に扱ってもらえないのはどうしてだろうか。

この当時のおねえさんは主食を食べず副食のみをとる。壁と話をしている。時どき大声でわめく。

「結節が出ているね」

「結節は泥棒が入ったときに持ってきたの」

「生年月日は」

「大正四年一月一日」

「ここに来たのは?」

「昭和三十六年八月十九日」

「今日は何日?」

「大正四十九年二月二十三日、年は四十五歳」

ボロギレを丸めて抱いて「私の子供です」と言って離さない。M先生の記録は昭和三十四年四月以降見ることができない。

昭和三十五年神谷美恵子先生が、ついで、高橋幸彦先生が当園精神科担当医として、精神科専門の治療にあたられる。

昭和三十五年十月神谷先生診察。

昨今拒食（八日目）、但し菓子果物はとる。5の字にこだわりラムネを要求したりする。今日は7、8の数字も問題にしている。

「以前断食をやり出して途中で食べてしまったので、神様に叱られちゃったんです。だから今度はずっと断食するんです。断食すれば眼を治していただけるんです。百人の人が断食してもうみんな眼が治っています」

「声はいつ聞こえます?」

「昼間でも夜でも、お父さんの声です」

「神様じゃなかったのですか?」

「まあ神様のようなものですよ、フフフフ」

眼のクモのとれる注射をしてくださいと真剣な調子でたのむが、そのあとすぐ浅い調子で笑う。

「世界一の有名な眼科の先生をやとって、パリッと眼が見えるようにしてください。飯を食ったために眼の治療がおくれた。困った、困った」

昭和三十七年十月、失明寸前のおねえさんの悩みと、苦しさを訴える言葉がつづられている。

「眼を治しておくれ。眼が治らないなら殺しておくれ。眼が見えないので寝ておれないのです」

昨夜服薬拒否、「薬の飲み過ぎです」と言って口を手で強く押さえて拒薬する。

「眼を治してほしい。お願いします」強く訴える。

「薬を飲むとヨダレが出るから飲みません、テンプウキを頭にかぶせてください」

「テンプウキとはなんですか？」

「テンプウキをかぶせると眼が見えるようになるのです」

「そのようなもの、ここにはありません」

「いいえあります。お父さんが言っていました」

「お父さんの声でそのように聞こえたのですか?」

「はい聞こえたのです」

昭和三十七年十月二十七日、高橋先生記

「一番心配していることは?」

「眼を治してください」

「ほかには?」

「手を治してください」

「この手は治らないなあ」

「では焼いてください」

自分の世話をしてくださった人が退室の際、泣いて悲しんだ。

昭和三十九年十月、高橋先生記

吸薬の件(食事に混ぜて)は、本人は以前より知っていたとのことで、全く恐れ入った次第。

慢性の分裂病だからと言って、我々が考えているほど、患者自身は呆然と日々を送っているのではなく、その精神内界では、外部よりうかがい知ることの出来ぬ働きがおこなわれていることを今更ながら痛感する。どんな無為無策に日を送っている寛解（治癒）不能な慢性の分裂病に対しても、生きる屍と思われる如き患者に対しても、幸いに「人間である」ということを念頭において治療し、考え、対処しなければならぬことを銘記す。

昭和四十三年五月、第五病棟へ転入する。紆余曲折を経て、おねえさんも第五病棟へ入室する。入室前はやはり精神病棟だからと例に洩れず拒否していたが、明るい新病室へ入った喜びを神谷先生に告げている。

「窓の外にたくさん花が咲いていますよ」

「そうですか（うれしそう）」

「ここへ来てどうですか?」

「気持ちいいです」

昭和四十五年、看護者にもなれてよく話をするようになった。

「おねえさんどこで生まれたの？」

「西洋の東京心斎橋うどん町一丁目十五番地」

「うどん町っておいしそうなところですね」

「ウフフフ……ソーオ」

「東京に心斎橋あったかしらね」

「ソーネ、蔭の声が言ったの。東京に十日いて日本の広島へ行って育ったの」

「おねえさんは年いくつになるの？」

「百十二歳です」

「すごく年をとったものネ。何年何月生まれ？」

「大正百十五年一月一日生まれなの。寝ている間に年をとってしまった」

「おねえさんは貰い子をしていたわね、その子供さんが生きているとしたらいくつなの？」

「九十一歳でしょう」

「鷲津さんは七十歳でしょう。鷲津さんより子供さんが年をとっていたらおかしいわ」

「ソーオ、おかしいの？」

「そうよ、おねえさんは大正四年生まれでしょう？　大正は十五年まであって、十一年、大正で生きているの。昭和が四十五年だから、今年は五十六歳になっているのよ。子供さんが三十二歳ぐらいでしょう？」

「ソーオ、わたしが五十六歳で、子供が三十二歳で。そんなに若くてもいいの？」

当日の準夜勤務のナースと、

「おねえさん、年がうまいぐあいにあいましたか、幾つかしらね」

「五十六歳だって、フフフ……」

「今日は何日？」

「昭和四十五年五月十五日だって」

「よく知ってるわね。この前聞いたときは大正百十五年だったのにね」

「フフフ……」

「じゃあ、西暦何年？」

「一九七〇年です」

正確な年代、年齢を覚えても翌日になれば、

「おねえさん幾つですか?」

「百十二歳」

「いつ生まれたの?」

「大正四年」

「今年は何年?」

「昭和四十五年」

「だったら百十二歳にならないじゃない」

「あのネ、大正と昭和を通して百十五年なの。昭和はおくれているからアテにならないの、昭和四十一年が二回あって、四十二年が二回、四十三年、四十四年、四十五年となっているの。蔭の声がそう言ったの。だから私は百十二歳、鷲津さんは百三十歳でしょう」

「蔭の声より私の言うことを信じてもらえないかなあ」

「ウフフフ……。だって神様の声で言うんですもの」

おねえさんの入園前の生活歴を聞いてみると、

「お父さんが五百歳で、お母さんが四百二十歳のときわたしが生まれて、西洋の東京から日本の広島、呉に行って、おじさんの家で育てられたの。その人は井沢初太郎さんで、私が二十七歳のとき亡くなった。両親は七つのとき、今から八十三年前に亡くなって、おじさんが亡くなってから姫路へ行って、新ダイケ三軒家一丁目一番地に二階借りしていた。別に何もしていなかった。眼医者に通っていたの。それから二十四歳ごろになって、シオノギ製薬の女工をして薬を瓶に入れる仕事をしていたけど、肩がこって一カ月でやめた。それから大阪で内職して、簡単服を縫う仕事。ソーネ、手間賃は一枚三十二銭、一ダースでも二ダースでも縫うの。大阪から道後の温泉に行って、三カ月ほど温泉治療したの。そして十九歳のとき結婚したの。警察官で岩田トシキ、二十五歳……。そうよ、愛して結婚したの、よく知っているわネ、フフフ……、好きだった。病気になって別れて神戸の商業大学の女中したの。男ばかりサンパ二十四人おった。五カ月でやめてそのとき二十七歳だった。家政婦屋へ行ったり、あっちこっち歩いて、二十六歳のとき本病になって、大阪の病院で診てもらった。男の先生だった。顔に斑紋が出来たの。べつに悲しくなかった。
大風子のクスリを飲んでいた。二十四歳のとき子供を貰ったの、カフェの女給さんの子。三つのとき貰って六つまで育てたの、ハルキという子、その子はいま九十一歳になるの、お父さんの名前は南コシト、お母さんは南オボウ。育てられたおじさんの名前はヒウラ一郎。ここへくるとき警察官とおばさんに連れられて来たの、収容所で一緒にいた人が南という名前をつけてくれたの。東西南北で分かりやすいからって」

おねえさんはラジオの歌謡曲を聞きながら、終日ベッドの上で過ごす生活が性に合っているらしいが、自発性を高めるために、娯楽室へ連れてこられたり、日向ぼっこや、外来治療など、外へ誘い出される時間が多くなった。「行かないワ」ときまってやんわり断わるが、ナースに手を取られると「ちょっとだけよ」と念を押して、みんなの仲間入りをする。パーティーなどにはおねえさんもあの美声をはりあげて、正確な歌詞で次の歌を延々三十分ほどたっぷり聞かせてくれる。

わたしゃカフェに咲いている

ましろき花の鈴らんよ
恋するあなたは大学の
胸に五つの金ボタン

……………


「おねえさん、蔭の声はどこからするの？」

「天井や地下室やいろんなところ」

「何人くらいの声？」

「大勢のときも、一人のときも、小さい声で言うの。早口で『ミナミ』と言うの。男女、いろんな声、お父さんの声、神様の声もする。口からスットもなく入ったりネ、べつにうるさくはないの。聞こえても困らないから」


蔭の声に命令されて、おねえさんは「御飯を食べないでいると目が見えるようになる。薬を飲んだら体中がクサル」と言って拒食拒薬をし、看護者を悩ますことがある。が、この「蔭の声」がもっとも怖ろしい命令をくだしたとしたら、彼や彼女たちはどのような反応を示すであろうか。再びセシュエーのルネの言葉をかりよう。

私は原因も動機もないのに有罪であり、忌わしくおぞましい罪を負わされていました。私はありとあらゆるひどい刑罰を負わされ、その重荷から救われることはなさそうでした。私が前に述べた最も恐ろしい刑罰というのは、私は永遠に、多方面にわたって罰せられていると感じさせることだったのです。

（『分裂病の少女の手記』より）

高橋幸彦先生は、「精神病者のその茫然とした、また奇態な姿を見れば、一見内部の活動が停止してしまったかのような印象を受けますが、表面的な印象とは逆に、彼らは我々の想像を絶する恐ろしい現象に自分の全てをかけて怯え、その恐ろしさを体験しているのです。この精神病者をただ単に隔離せねばならぬ者と考えるだけでなく、一人の悩める人間としてその気持ちを理解し、彼らに接近しなければならないと思います」と……。

その三　おかあはんと娘たち

山手の高台の白い建物に住むいとしき彼と彼女たちは、いつのまにか、なんとなく、ユニークな愛称で呼ばれている。おかあはんもその中の一人である。

昭和三十二年、眼科の外来勤務をしていた頃、包帯巻き作業の帰りにおかあはんは診察や洗眼に、眼科へよく見えておられた。

「先生、だんだん目が薄うなって困っていますね。なんとかなりまへんやろか、近頃は足も痛うおしてな、歩くのも難儀ですわ。一度大阪へ帰らにゃなりまへんね。末の娘が二十八にもなってますのに、わたしがここにいるもんで、嫁に行かれしまへん。目は見えんワ、足は立たなくなるわでは、どないにも、しようおへんしな、先生なんとかしておくれやすな。先生の顔かて、はっきり見えしまへんで」と縋るようにたのみこんでいたおかあはんは、彫りの深い顔立ちで、なまりの強い関西弁と、大阪の商家のご寮はんらしい髪の結いかたや身づくろいが、病者らしくない印象として私の記憶に残っている。

あれから十三年、おかあはんは大阪へ帰られたやら、末の娘さんはお嫁に行ったやら、気にはなるけど、五病棟のおかあはんからその後の出来事を聞き出すことは不可能な状態である。歳月は非情なまでに人を変え、おかあはんはボケてしまった。老年性痴呆と診断されている。

老年になると、身体的にも衰えてくるものであるが、特に精神面でその程度が強く、著しい精神症状を呈するものをいう。「記憶力」が衰え、判断力、理解力も悪く徐々に痴呆になる。その上ひどく「わがまま」になったり、「幻覚」や「妄想」などが現れたり、または錯乱状態を呈するに至るものがある。病院に収容されるのは、だいたいこの種の単なる痴呆だけでないものがある。「痴呆」の名がつくとおり、基本的な働きが衰えてきているのであるから、それ以外の症状がたとえ治療によって薄らいでも根本にあたる「痴呆」はよいほうに捗らないし看護の上では、年月とともに進行麻痺や、精神薄弱と同じような要領が必要である。専門的には種々な型に分けられ、それぞれに別な病名がつけられる。

痴呆——いったん正常の水準に発達した「知能」が相当な年齢になってからの病的な事情で

（後天的）脳の障害によって低下した状態をいう。

妄想――客観的には明らかにまちがっていることを真実と考え、しかもその信じ方が異常に強くて、他人が反対したり説得したりしても、まったく考え直して誤りであると思い返せないような考えをいう。

幻覚――知覚障害の一種で、外部には知覚されるはずの事物がないのに、病者に主観的に、視、聴、嗅、味、触、その他の知覚体験が起こる現象をいう。

（『精神科看護用語辞典』メヂカルフレンド社　一九六四より）

おかあはんには娘さんが三人いるらしい。春子、夏子、秋子さんたちである（仮名）。おかあはんの愛称の由来を説明すると、実の娘と、ナースの判断がつかないで、ナースと話をするときも、ナースを呼ぶときも、娘さんの名前を使って呼ぶため、ナースのほうもおかあはんといるときは娘さんになりすまして「おかあはん」と呼びかけるからである。

おかあはんが五病棟の住人になって一年以上になるが、娘さんからの便りはおかあはんには無い。したがって誰も知らない。会ったことも見たこともない娘さんたちであるが、ナースや看護助手諸嬢はこの見知らぬ娘さんになり代わって実によく看護している。血の通った「看護劇」である。諸嬢は独自の個性によって、脚本のないこの「看護劇」を見事に演出し、演技している。食事、入浴、おしめ交換、いっさい合切をふくめてこの娘たちは、怪しげな関西弁を使いながら、おかあはんの世話をする。ある日の看護風景。

「おかあはん、来ましたで」

「あんた春子ですかいな?」

「ヘエ、そうです、おかあはんどないですか?」

「どないもこないもありまへんわ。あんたいつでも来るときは知らさんとだまって来て、いつだって手土産の一つもさげて来たことはありまへんやないか。隣近所の手前もあってふうが悪うおすで」

「どうもすんまへんなあ。わて急いで来ましたもんで、今度から持ってきますわ。下の子が学校へ行くもんで、わてかて忙しゅうおますね」

「あんた春子でっしゃろ、あんたには子供はありまへんやないか」

「ヘエーそうでしたなあ。わてうっかりしてましたんや」

「あんた、ようそんなことが言えますなあ」

「おかあはん、おしめ替えまっせ。おかあはん、また肥りましたな、重うおすわ。ドッコイショ」

若いナースがすっかりおかあはんの娘になりすまして、身の回りのことをしているが、おかあはんの娘さんなら五十代、四十代、三十代後半の人たちである。十代、二十代の若いナースには、ちょっと無理な演技力を必要とする場面もある。その上娘さんたちの家庭の状況を知らないから、ボロの出ることもあるが、この娘たちの即興劇を見破る能力はおかあはんにはない。一日に何十回と訪れる他人の娘を、実の娘と思っているほうが現在のおかあはんには幸せのように思えるが。

おかあはんは耳も遠く、両足は硬直し、坐ること、寝ることすべて介助がなくては出来ない。失禁しているので一時間毎におしめ交換を必要とするが、おかあはんの体には、床ずれ一つ出来ていない。肥っているのでナースも重労働である。そんな状態がおかあはんにもよく分かることがあって、おかあはんらしい心づかいをされることがある。

「すんまへんなあー、こんな下の世話までさせて、一度や二度のことでもありまへんのに。他人さんだからこんなによくしてもらえますのや。身内のもんなら長続きしまへんで。もったいのうおすわ」

「なに言うてますのや、わてらの仕事やありまへんか」

「なんぼ仕事や言うたかてあんた、汚いもんでっせ。ほんまでっせ」

「近頃娘さん来ませんか?」

「いえ、来ております。来てもすぐ帰りますからな。娘がおっても役には立ちまへんで。他人さんのほうがようございます」

「おかあはん、いまどこにいますのや?」

「ここですか、岡山県の愛生園ですがな」

「大阪へ帰りたいでっしゃろ」

「帰ったかて目は見えんし、足もこんなんではな、気がねでっせ。ここのほうが気楽でよろしゅうございます」

おかあはんのボケは精神現象全般に変化は来たしてはいないようであるが、あっと驚く表現もある。

「わてお嫁に行こうと思いますね」

「へエーそうどすか、いつ行かはりますか?」

「いつ言うたかて、天気がようなったらと思ってます」

「おかあはん、年はいくつになりました?」
「はたちやおまへんか」

健忘性ボケでは物忘れがひどいが、計算とか推理とかは案外よい。ところが計算も推理もあらゆる精神機能が低下する場合がある。これが全般性ボケ(全般性痴呆)である。ところがこういう物忘れのひどい、計算もへたという状態で、しかもすばらしい知性のひらめきをあらわす場合がある。ある老人は日時も不正確、時には生年月日も誤るという状態でありながら、スピノザ哲学からカント哲学への移りゆきについては、ふかい見識をしめした。こういうふうに、知能がザルの目のように点々とやられているようなボケをザルの目状ボケ(痴呆)またはまだらボケ(痴呆)ということがある。

(『からだの科学現代の精神医学』より)

おかあはんはお菓子類は好まない。あまったるくて嫌いだと言われる。果物が好物なので、間食にはたいてい果物を食べさせる。

「おかあはん、夏子ですよ。今日はおかあはんの好きなバナナ持ってきましたよ」

「マア、バナナがありましたんか、高いでっしゃろ。こんな高いもの勿体ない。これ食べましたらご飯一食分ほどの滋養がありますわ。おおきに」と大喜びで食べられるが、春子、夏子、秋子さんたちが交代で毎日持参すると「あんた、なんぼなんでもバナナばっかり、もう飽きましたでいりまへんわ」「ほんなら好きなもの言うとくれやすな」「ビワかイチジクはありまへんのか」「へエー、ちょっと待っておくれやす、心斎橋まで買いに行って来ますよって」


そして孝行娘の春子、夏子、秋子さんたちは心斎橋ならぬ五病棟周辺の畑から、良心をひどくいためながらこれらの果物を無断失敬して、おかあはんの口に入れてあげる。


おかあはんは盲目であり、難聴であり、高度の肢体不自由者でもある。勤務者との会話がなければ終日無言で、自分から話しかけることは皆目しない。こんなおかあはんを見ていると、そのうち言葉も失ってしまうのではと懸念されるので、極力会話をもつようにみんなでつとめている。その会話からおかあはんは故郷の大阪へ帰ったり、作業もするようになる。

「おかあはん、今日は良いお天気ですよ、生駒山も見えています。何かしなさらんかな?」

「なにか言うたかて、目は見えんし、洗濯くらいなら出来ますわな」

「洗濯してくださったら助かりますがな。おかあはんたのみますわ」

「洗濯なら坐っていたら出来ますからな、出来ることはした方がよろしいわな」

「髪もといて化粧もしてくださいや」

「そんなものせんでもよろしいわ、この年になって、」

「まだ若いやありまへんか」

「若い言うたかて百にもなっていますのに……」

「おかあはん、いい指輪していますな」

「これな、仲庭で買いましたんやで」

「おかあはん、仲庭言うたら一流ですがな」

「へエ、わたしは仲庭でばっかり買ってましたんや」

「そうそう、この間仲庭のご寮はんがおかあはんによろしゅう言うてましたで」

「仲庭のご寮はん、わてをおぼえていましたか、若いときはよう行きましたよってな」

今もおかあはんの右指には、金の指輪が光っている。このような会話をもっているときのおかあはんの表情は明るくて、生き生きしている。頓智頓才で話を弾ませるのは森川ナースがなかなかうまい。

私たちは、仮説的な物語を設定して知能の衰退した人びとと会話をもつことには誤りがあるのか、否かの判断はよくわからないが、ハンセン病療園に来て故郷を失い、家庭を失い、そのうえ自身の過去や存在、精神構造まで喪失していくこれらの老人との会話は、自然のなりゆきに任せるのが効果的だと思えるが、ほかに方法があるのだろうか。

五病棟入室の患者さんには、外の家族はもとより、愛生園の友人知人の訪れもない。入室期間が長くなるため、そのうち彼や彼女たちの存在が稀薄になって、忘れられた存在になるらしいが、それよりも精神障害者であることが大きな原因のようだ。このことは平均年齢五十二歳の愛生園の友人たちは、老年性痴呆と診断づけられない以前に、知っておくべきである。少々愚痴っぽくなってきたのは、この私も老化現象の進行中であるらしい。

おかあはんは第二次世界大戦の犠牲者である。最愛の一人息子さんを戦争で失っておられる。この息子さんを憶い出す日があって、ポロポロ涙を流しながら、念仏をとなえておられる姿をみかけることがある。

「おかあはん、どないしましたの?」

「今日はな、初男の初七日ですね。二月の二十日に戦死しましたよって。初男はな、鉄砲の弾丸に当たって死んだんではありまへんけどな、病気で死にました。戦病死ですね」

「どちらで亡くなりましたの？」

「大阪城でんね。初男は金沢の方から大阪城へ攻めて来ましてな。大阪で大きな戦争がありましたやろ。夏の暑い日にな。大阪城で病気になって死にましたんや。初男らの連れが二十六人も死にました。ほんで大阪城で合同で葬儀がありました」

「悲しかったでしょう。わたしの兄も戦病死しました」

「あらあんたはんもですか。それは淋しいことですなあ。淋しいと言うたかて、おかみのすることやさかい、どこへも文句は言って行かれしまへん。あきらめにゃなりまへんわな。初男は二十五歳で死にました。わてだけ長生きしましてなあ」

　このあと長いご詠歌と念仏が小さな声で続く。が、後日この息子さんは生きて大阪へ帰還され、会社勤めをされている妄想をおかあはんはもつのである。

　私は最近、一通の無記名の封書をもらった。読んでゆくうちにおかあはんの娘さんであることが分かったが、春子、夏子、秋子さんのいずれか不明である。文面は次のようなものである。

母がお世話になっています。行かれなくて心苦しく思いますが、母が療養所にいることは内密のため、たとえ危篤の電報を手にしても行くことはできません。亡くなりましたら、なんとか都合をつけて参りますが、電報も直接いただくことは出来ません。つきましてはそちらにあずけてあります母の貯金（遺族年金）を母の葬儀代ほど残して送ってください。送金の方法は後日連絡いたします。

この手紙を読み終わってから、数年前、息子さんのお嫁さんとお孫さんに背負われて郷里に帰った市川のおじいさんを想い出した。

九十歳近いおじいさんを、遠い療養所に一人でおくのは忍びないと、五十歳過ぎの婦人と、品の良い顔をした大学生の男のお孫さんに背負われて、船に乗り込んだ市川のおじいさんの晴々とした顔。おじいさんの息子さんは亡くなられて、この婦人は未亡人であったと聞く。市川のおじいさんは幸せな余生を送ったにちがいない。

私たち五病棟の勤務者が、心をいためながら看護する人びとは、このおかあはんたちである。

「今日は人の身、明日はわが身」人生も黄昏期がせまると、あたふたともの寂しい悲哀感が身辺を包みはじめる。平均寿命が延長したと喜んでいてもその背後には、老後の問題が山積されている。最近になって愛生園でも入園者の老齢化という言葉を耳にするようになったが、老齢化とは六十歳以上の年代が全人口の一割を越えることを言う。わが国では出生率が減少し、比例して平均寿命が延長し、昭和四十二年にはすでに一千万人に到達しているので、わが国自体の人口も老齢化している。愛生園の入園者の平均年齢は五十二歳。園はすでに老齢化しているといえよう。お互いに老後の問題と真剣に取組む時期が来た。昨年は愛生園の老人の入水自殺者が四名。老人問題に暗い波紋を投げかけたが、日本の六十五歳以上の自殺率は世界一であり、特に女性が多い。原因として（一）孤独、（二）貧困、（三）病気があげられる。

老人性認知症も六十歳代で約十%、七十歳代で約二十五%、八十歳代で三十%、九十歳代で五十%と年齢とともに上昇する。ボケの出現率も職業や地域差がある。都会より田舎に、農業従事者より漁業従事者に、純肉体労働者より頭を使う者にボケが少ない。男性より女性にわずかに多い。こういうことから考えると、認知症の発生には文化的条件、脳作業の多少が大きく関係することは疑いない。

（『からだの科学現代の精神医学』より）

予防医学のたてまえから、いたずらに脳や心をいためつけて、不用な垢をつけないように、常日頃の心がけから実りある老年期を過ごそうではありませんか。その意味においても、愛生園に長寿会が設立されたことは、老人問題が複雑化しているおりから、まことに意義深いものがある。この活用を期待しながら、各方面からの援助を忘れてはならないと思います。

五病棟の「イカレタモノタチ」とさげすんでおられる御仁だって、五病棟の住人にならない保障はないのです。そのときは五病棟で手厚い看護をしてさしあげますが、それ以前にこの私どもが、まずボケないように精神生活を健全にすることこそ、大切な条件だと思っております。

老化現象

高橋幸彦

人間たるものすべて老齢に向かうにつれて、遅かれ早かれ、大脳の萎縮か脳動脈硬化のいずれからも免れるわけにはいかない。

不老長寿は古来、人類の夢ではあるが、老化による精神機能衰退の真の意味での治療方法はないといってよい。

しかし老化に関する研究は絶え間なく続けられており、現在の段階では、多くは期待出来ないとしても、脳代謝や脳循環を改善する意味で、各種の脳代謝賦活剤、血管拡張剤、ビタミン剤の使用などはある場合には有効である。

一方、老人の精神能力の減退が、老人自身の心理的変化および種々の環境条件によってもたらされ、あるいは促進されることは注目しなければならない点である。

療養所の特殊性として、長期間の入所はその中での人間関係を稀薄単純化し生活空間を狭小化する。このような社会との接触性の乏しい、文化的刺激の少ない環境は、老人の精神機能の低下をまねきやすい。

老人に自分の価値を発見させ、自分の存在が周囲にとって役立つ必要な人間であるという認識をもたせること、萎縮し孤立した老人の心を解放させるため、まわりの人との交流をはかることが、精神機能衰退の治療として意義がある。したがって組織的なクラブ活動や集団活動が必要になってくる。

そのためにはすでに精神的身体的能力の低下している老人自身に期待するのではなく、まわりからの愛情をこもった働きかけが必要である。

その四　マリちゃんと赤い着物

経　過

ハンセン病と精神障害者と思われる四国遍路の老女あり。県よりの依頼により昭和三十一年九月六日、香川県大島青松園に入所させる。

氏名年齢　不詳

推定生年月日　明治三十四年一月一日とする

氏名　南条マリ子と命名

（大島青松園よりの申し送り記録）

昭和三十二年九月五日　静養室へ入室

病名　精神分裂病
六月十四日　看護婦さんを蹴ったり、独語あり。人が自分の頭髪を抜きにくると言って怒っている。
十月六日　急に道を歩く看護婦の顔を殴ったり、煙草の火を看護婦の体に押しつけたりする。
昭和四十年四月十五日　便所に行かず、洗面器の中に放尿、それを枕元に置いている。木の葉の絵を書いている。チリ紙を使って舟を折っている。
五月十四日　終日自閉的生活を好む。最近便所に行かず洗面器の中に排尿する。便所へ行くのが怖いらしい。洗面器をとっておくと自分の寝巻、衣服を枕の下におき、それに放尿している。
昭和四十一年五月二十四日　食物を洗って副食物に塩をつけて食べる。主食は握り飯を自分で焼いて食べる。
昭和四十二年八月五日　高橋幸彦先生診察。かなり陳旧性の分裂病であるが、治療によっては改善の余地ありか。
昭和四十三年九月六日　長島愛生園へ転園させる

長島愛生園第五病棟看護婦による『マリちゃん特別日記』より

昭和四十三年九月六日

南条マリ子、中田信男の両名、大島青松園の職員に付添われて入室す。玄関前にすわり込み「一服だ、一服だ」と煙草をむさぼりつくように吸い、しばらく動こうとしない。白地に赤縞のスフ製の浴衣の上に赤いチャンチャンコを着用し、靴下も赤色。髪を三つ編みにして両がわにたらし、麦わら帽子をかむっている。五号室へ（四人部屋で現在空室。中央を床張り、両側に六畳ずつの畳敷き）入室決定。

「南条さん」と話しかけると「あっちへ行け」と払い退ける。かなりの精神荒廃ありと思える。

「マリちゃん、牛乳好き？」

「今日は持ってきておらん。持ってきたらお前にもやる」

「歯がないからお粥にしようか？」

「ママがいい。無理して粥にせんでいい、ママに水かけて食べるのがいい」

「マリちゃん歳はいくつ？」

「十八だ。

歌を忘れたカナリヤは……

仲良くしましょう……

雨にぬれたるバラの花……」

話の途中から次々に歌いだした。

「マリちゃんどこから来たの？」

「松山から来た」

「お便所へ新聞紙を持って行ったらいけない。チリ紙を持って行ってね」

「わかった、わかった」トイレへ連れて行くとトイレの中いっぱいにチリ紙をならべる。大島青松園の職員が「マリちゃん帰るからな」と挨拶すると「あっちへ行け。帰れ帰れ」と名残り惜しそうにもしない。丸顔で色白。歯は一本もなく笑うとあごがくびれて目が小さく、愛くるしい顔になる。左手指五本とも屈曲、右手指はすんなり形よくのびている。右足稍下垂、左足健全なり。よく歩く。両眼とも視力正常。左手首は無傷であるが、年中包帯を巻いて離さない。

看護計画

一、生活に重点をおく（特に日常生活について）

一、洗面排泄食事喫煙入浴。身体の清潔は、オリエンテーションにより現在までの生活習慣の改善につとめる。

一、服薬の観察（拒薬する）

九月六日（入室の夜）

同じ場所に座っている。七時にサイダーとバナナを持って訪床。

「バナナはこうして皮をむいて食べたらいい。あんたも食べよ」

「おばあちゃん、食べなさい。サイダーも飲んでね」

「だんだん」と言ってゴクリゴクリとおいしそうに飲んでいる。九時巡室、畳の上に座って動こうとしない。十時、十一時巡室中も同じ姿勢で座ったままである。

九月七日

朝から娯楽室へ出てテレビを見て楽しんでいる。胸もとが異様にふくれているので調べてみると、下履きのスリッパを大事そうに入れている。機嫌よく自室と娯楽室を往復して「また来ました。よろしく」と頭をさげ「テレビは小さい箱でデコが動いている。これの大きいのが活動写真だ」と話す。大野君と字を書いたり、「ここの人はやさしいからいてやる」とニコニコしている。両眼充血しているため洗眼しようとすると、強く抵抗してさせない。髪の毛が長く三つ編みにしておさげにしているが、根元からプッツリ切って梳きやすくする。

五時過ぎ、便所で水音がするので行ってみると、裸になってタライの汲み置きの水で行水している。

「これは風呂じゃ、水で体を洗うとポカポカ温うなる。便所の水でもかまわん。綺麗な水じゃ」と裸のまま帰室。

テレビの野球放送を見て「キャッチャー、ボール、ヒット」とか野球用語を使う。九時消灯、十時布団の上に腹臥位になり眠そうな顔をして起きている。十一時睡眠良好。

九月八日

「マリちゃんのお部屋だから綺麗にお掃除しましょうね」と言うとハタキをかけ、掃いたり拭いたりする。「綺麗になったから毎日しようね」「イヤ毎日せんでいい。綺麗だから」紙と鉛筆を渡すと、オハヨウゴザイマス、ヨロシク、ママウマイ、マリコと書く。

「マリちゃん、歳は十八か二十八か?」

「十八だ」

「おばあちゃんか、娘さんか、嬢ちゃんか?」

「十八だから嬢ちゃんだ」

「頭はいいほうか悪いほうか?」

「字を書くから馬鹿じゃない、利口だ」

今吉清看護助手に「あんた男前だ、結婚しましょう」と握手を求める。川正さんが尿器を要求すると持って行って「ハヨせいよ、もう出たか」と言って叱られるが、朝からこまめに川正さんの世話をする。

テーブルの上の蝿を叩くと、「それを叩くな。なにも悪いことをせんのに叩かんでいい。茶でも飲ませておけ」

パンツが乾いているから取り入れたらと言うと、「そんなむずかしいことは言わんの」と言いながら取り入れる。検温測定をすると、「あんたらが見てもわからん、ワシが見る。八十四度だ」

マリちゃんのそばに寄ると防御の姿勢をとり「アッチ行け」と言う。

夕ご飯を食べ残して自室へ持ち帰り、つまんで食べている。「来たらいけん、あっち行け。あんたらは向うにいるもんだ。人がくる、人がくる。はき物も人が持って行ってしまった。人がくる」畳の上にポツンと座ってしきりに人がくるという。十時巡室、床の上に座っている。「あんたらのくるとこと違う、あっち行け」十一時不眠、睡眠薬を服用させる。

九月九日

夕方より自室の布団のうえで眠っている。七時の間食に揺り起こすと「いい調子で寝ていたのに起こされた」と不機嫌。間食の途中「かすを出してくる」と尻まくりをしてトイレに行く。頭皮に痂皮が多くあり、オリーブ油塗布す。十一時巡室、扉の開閉に気づかず眠っている。

九月十日

六時三十分起床を告げると便器をさげて出てくる。洗面をすませて食堂の長椅子にすわり、ハトポッポを歌っている。

九月十一日

時どき娯楽室へ出てきて喫煙したり、テレビを見たりしているが、折り紙をしながら紙のはしを切って冬ちゃんに渡し「袖口で拭くと汚い、これで拭きなさい」とたしなめる。当直者がそばに座ると「近づいてはいけない。この人が怒る」と冬ちゃんを指さす。冬ちゃんが恐いらしい。

九月十二日

血圧測定をしようとすると「よそに来てまでそんなことはせん」振り払ってさせない。昨日の菌検査に懲りているようで、痛いことをするといって逃げ回り、便所にしゃがみ隠れている。自室に連れ帰り看護者三名で押さえると、すごい力ではねかえし測定不能。

九月十四日

暑い暑いと言いながら、赤い羽織を着ているので脱がせる、自室へ行くと「お前のお母さんが寝ている。そばに行くと叩かれる」としきりに叩かれる真似をする。

絵を書く。りんご、みかん、梨など、木の上に、上向きになっている。午後発熱三十七・五度。

自室で就床をうながすも部屋に入りたがらず、廊下に座りこむため畳を敷く。

九月十五日

「昨日、小さな猫がたくさんいて、皮膚のあちこちから入って肉を食いあらすから、部屋に入らなかった。今日はもうおらんからあんたも入ってよい」と布団の上に座っている。巡室時睡眠良好。

九月十六日

「だんだん」なにごとにも礼を言う。松山で有難うということだと説明する。川正さんが呼ぶと「マリ子はいないよ」と手を振る。大島から一緒に来た中田患者には「大めし食いのダルマ。目が見えるのに見えんふりをする」と悪口を言い、内田看護助手に「お嫁さんになるならこの人だ。好き好き」とはしゃぐ、民謡を歌ったり、童謡を歌ったり愉快なおばあさんであるが、言うことにまとまりがない。
夕食後、自室にこもり、小さなバケツに水を入れて、その水を腕に塗りつけている。菌検査をしたらしく、絆創膏の張ってある部分をさして「この水をつけると早くなおる」と言う。「わたしは傷がないから」と言うと「傷なんかなくてもつけなさい」としきりにすすめる。十時十一時巡室時睡眠良好。

九月十七日
何年越しに巻いていたであろうか、左手首の包帯を入浴後取りのぞく。「いらんことをする。巻かにゃ困る」としきりに訴えるが無視。夕方ごろには忘れたのか何も言わない。

九月十八日
包帯交換をしているとそばへきて、手首に包帯を巻けというが無視。午後散歩に誘うと「またそんなことを言う」と機嫌を悪くして玄関から一歩も外へ出たがらず、菌検査をされてから外出をきらう。

九月十九日

お手ふってお手ふってお手ふってな……

月が出た出た屋根の上……

ナイトクラブの……

かわいい声で歌い、手をふり上手に足を動かし、スロースロークィッククィックと楽しげである。サイダーを渡すと急いで部屋に持ち帰る。寂しくないかとたずねると「目の見えない人が一緒に寝ていて寂しくない」と言う。当直婦長にも歌って聞かせる。消灯を告げると「ハイハイ」と良い返事をする。

九月二十日

着物がほころびたから、糸針をかしてくださいと管理室へくる。置き場所も覚えていて、その引き出しだと言う。津村さんのほころびも縫っている。川正さんの尿介助も自発的に行い、灰皿も何回も洗い用事をしたがる。印鑑押しを頼むと上手に行う。中田患者のことになると、ドブドブと言って嫌い、新ちゃんには〝愛しちゃったのよォ、新ちゃんが死ぬほど好きなのよォ〟と替え歌で歌い、給食部の職員がこられると誉めたり、ご苦労さん、だんだんと声をかける。中田は他人の名前でドブがほんとうの名前だと言う。「おとっちゃん」の手引きをたのむと、このおじさんはおとなしいからしてやると言って手引きをして歩いている。流行歌を歌う。

川正さんに「このおばあちゃんは俺を叩くから困る」と言われ「おばあさんじゃない、娘さんだ」とやりかえす。「人を叩いたり、つねったりしてはいけない。見つけたら煙草をあげない」と言うと、「これからはしません」とあやまる。

九月二十一日

ご飯も残さず食べて、食欲良好で残飯桶が気になり、あれをくれと言う。どうするのかと聞くと「洗ってこねておくもじができる。うまいからわしが作ってあんたらにもやるから食べたらいい」と言う。先日も残飯桶に手をかけ、ご飯を捨てるのを大変もったいながる。（おくもじは、おじやのことらしい）

九月二十二日

検温時、脈を測定するとき、手が曲がるといって二〜三秒したら手を払ってさせない。自室へ入ると「出て行け」と追い出される。自分の部屋へ入られるのを嫌う。

九月二十三日

何か歌を聞かせてくださいと注文すると「川中島」を吟じる。少し調子はずれであるが、良い声で吟じる。早々と自室に帰り絵を描いて遊んでいたが、消灯時間だから休みましょう、目を悪くしますよと声をかけると、素直にやめて就眠。巡室時睡眠良好。

九月二十五日

当直婦長訪床、中島婦長が、

「私の名前を知っていますか?」

「いいやわからん。わしは低能で脳天ホワイラー、プシンプシン」中国語(?)でやり返す。

冬ちゃんの名前を早くおぼえて「冬子さん」と呼ぶが、勤務者の氏名は全然わからず。男子看護助手には「ママをくれる人」「あんたは口の横にしるしのある人」「この人は顔のまん中に鼻のある人」と言って笑っている。九時巡室睡眠良好。毛布をかけ直すと「ありがとう」と礼を言う。

九月二十六日

クレヨンを買って渡すと喜んで一日中絵を描いている。栗、蜜柑。「木に梨葉」の絵を描く。栗は見るからにおいしそうな色に塗りあげる。蜜柑は緑やオレンジ色で葉を一枚つける。「木に梨葉」は、マリちゃんがこの絵を描いてから絵の横に「キニナシ、ハア、上。マリ子」と記名するために看護婦がつけた絵画名である。線の強い茎に葉を二枚つけ、梨と称して、一個書きそれらを赤色で半分塗りつぶす。力強い立派な絵である。

「マリちゃんどこで習ったの？」

「松山で習った」

「いつごろ？」

「ずっと前だ」

「どうして上と書くの？」

「そりゃ上と書いたところにママをつけて上にして張るんだ。あんたにもやるから一枚持って帰れ」と一枚くれる。

九月二十七日

赤い着物を着せてもらい上機嫌で「上着の裏まで赤い」と言って裏返して見せる。なんの商売をしていたかとたずねると「遍路をしていた」といい、ご詠歌を歌う。八時には睡眠に入り、寝具をかけると「ありがとう、ありがとう」と礼を言う。

九月二十八日

「マリちゃん、遍路はどこでしていたの?」

「松山じゃ。一人で遍路をしておった。つれはおらん。寝る時はどこにでも寝た。ご飯もおかずも人がくれた。沢山、貰うときもあったし、少ないときもある。ご飯がもらえんときは、ゼニを出して買って食っておった。ゼニも人がくれた。乞食よ」

「乞食と言うもんじゃない。人が笑うから」

「人が笑ってもかまわん。盗むわけでなし、乞食でも遍路でも貰うにゃ変わらん」

「ご詠歌がうまいそうね、ちょっとやってごらんよ」

「ご詠歌にござります。言うで。チーン。

〝きみょうちょうらいへんじょそんンン
鶯鳴いてぇ、谷わたるぅゥ
ホーホケキョ、ホーホケキョ〟

これがご詠歌だ。ほかにはないよ」

「なんか違っていると思うけどな」

「違うもんか、これだ」

九月二十九日
冬ちゃんの痰コップを洗面所で洗って「わしは人の汚い物を始末するのは嫌だが、水や茶と違って、下にひっくり返すと掃除に困るから、ひっくり返さんうちに捨てて洗った。けさも兄さんが(新ちゃんのこと)ゲロを吐いたから、ボンテンで拭いてそれを洗って元の所に置いた」と話す。

午後は絵を書いてお勉強だと熱心にやっている。給食部の人には「この雨の降るのにご苦労さん」と声をかけるが、雨の降るのにチャンチャンコを洗って廊下に干している。漢字も少し知っている。

九月三十日

当直婦長に「おばあちゃん」と再三言われて気に障ったのか、ものを言わなくなる。婦長さんにさよならしなさいと言えば「そんな者にしなくてよい」と横を向いてしまう。十時巡室。「そこの向うの男の人は知らん。眼鏡をかけている人が物をくれと手を出している。あれは悪いことをしないから手を出すとくれる。悪い人にはくれない」としゃべり出すため話の途中で離室する。

十月一日

テレビを見て楽しんでいたが、当直婦長が「足の先まで赤い物をつけているネ」と話しかけると、すっと立ち上がり自室へ急いで帰る。

十月二日

「マリちゃんは、大島青松園からきたね？」

「そんな所から来るかえ、松山市トオリマチ六角堂におったんよ、碗と箸を持って乞食していた」

「マリちゃんはお遍路さんよ、乞食と違う。乞食、乞食と言うもんじゃない」

「いやかまわん。大きな袋をこさえてな、その中に碗と箸を入れて、残りマンマありませんかと貰って歩くんじゃ。こまかいバケツをさげてな、残り汁ありませんかと言うんよ。あったらくれる。貰ったらな、あっちを向いても有難うございます、こっちを向いても有難うございますと言ってな」

十時巡室、床の上に座っている。風邪をひくから寝なさいよと言えば、「家の中にいるから寒うない。風邪などひかん」と寝ようとしない。十一時巡室、毛布をかけて横になっている。

十月三日

自室にいる時は、キニナシ、ハア、上と同じ絵を何枚もくり返し描いている。持って帰れとくれる。毎朝布団をあげ、部屋の掃除をするようになり、身の回りもきちんと整理している。連ちゃんとよく遊び、印鑑押しの仕事をたのむと「キャラメル一個では礼が少ない」とこぼすが、こまめに動き回る。

十月四日

高橋先生の診察。

「マリちゃん、絵はいつごろから描いていたの？」

「こちらにくるずっと前から描いていた」

「誰かに教えてもらったの？」

「いいや。松山におったとき、本を見て描いて覚えた」

「松山へ帰りたいの？」

「帰りたいと言っても、おらにゃ仕方がなかろう。あんたは松山で見たことがある。舟の折ったのをあげるから持って帰りなさい」と、高橋先生に一枚進呈する。

十月五日

テレビで「宝塚」の言葉を聞き、

「宝塚は歌ったり踊ったりする所だ。大阪からちょっと行った所にある。飛行機でネキまで行ったが、中には入らなかった。大阪には宝塚と松竹歌劇と二つある」
「歌舞伎を見たことがあるの？」
「見たことはない、それを聞いてどうする。
〃タラランランラン愛しちゃったのよ、
長い夜が　短くなるよな
タラランランラン……〃」
岡本看護助手に「この人と言わないで、婦長さんと言わんといけない」と注意されると、「そんなことは言わんでいい、この人はこの人」と言っていたが、八時ごろから「婦長さん、煙草たのみます」と言い出す。

十月六日
知らぬうちにゴミ缶を持って外出、ふところに柿を四個いれて帰り、むいてくれと言う。
近所の寮から「赤い着物の娘さんには困る。寮の前に塵を捨てたり、悪いことをするので外出させてもらっては困る」と苦情を持ち込まれる。マリちゃんに「他人の物を黙って取ってきたり、塵をどこへでも捨ててはいけない」と説明しても「あれはお金を払ってもらったんだ。悪いことがあるもんか」とケロリとしている。良し悪しの区別ができない様子、おやつに柿をむいてあげる。

夜、梅本松っちゃんが病棟へ顔を出すと、すぐ名前をおぼえて、

「松っちゃん、待っている。ひと目みて好きになった。あしたの朝祝言あげようや。ごちそうしてくれるで。ママと汁と、こんこと海苔だ。お膳をいくつも重ねてな」

わたしの部屋を見せてあげると、手をつないで自室へ案内、だいぶん気にいった様子なり。

(松っちゃんは知能的に少々問題はあるが、五十歳代の男性で人の好い人気者である)

十月十日

「松っちゃんがさっき来た。今日は中に入らなかった。入ればいいのに」などとしゃべっている。

十時、十一時巡室時、不眠。「人がそこに立っているから、叩いてやった」と箒を振りあげている。

十月十一日

金色夜叉、貫一お宮をひとくさり聞かせてくれる。

「わしは貫一の家にも、お宮の家にもよく行った、今は富山のお父さんも生きている。富山は人がいいから貫一とお宮を養っている。指輪も見た。ルビーだ」など作り話や妄想などをいれこんだ話が長々と続く。当直婦長が訪問すると、炭坑節、安来節を踊って見せる。

十月十五日
煙草を要求するが時間がきていないと言うと「それじゃそれをせん」と検温拒否する。検温が終わってからと言ってもなかなかきかず、要求どおりにすると検温する。食事前になると、中田さんを食堂へ誘導している。

十月十七日
十時巡室。「婦長さん、冷たい握りマンマに塩つけて食べてうまかった。ありがとう」眠そうな顔をしながら笑っている。お休みマリちゃん。

十月十八日

柿を食べて種があると花壇へ植えて「柿がなるぞ、早よ大きくなれよ」とそこにおしっこする。よっぽど柿が好きなようだ。

十月二十日

歌や踊りをどこで習ったのと聞くと「松山で、わしのいたところの隣が、踊りをしていてな。中をうす暗くして、顔を見せないようにしていた。それでおぼえた」と話してくれる。おやすみと言えば「だんだん」と言って帰室、巡室時睡眠良好。

十月二十一日

マリちゃんはサイダーが好きで毎晩欠かさない。

「冷たかろう、マリちゃん」

「いや、冷とうない。これは沸かしてある。泡が出ようが」

「温めて熱くしてやろうか?」

「いやせんでいい。温めたらな、砂糖水になってしまう」

「温めたことがあるの？」

「松山でな、鍋に入れて温めた。砂糖水になって飲まれん。婦長さん、何がそんなに可笑しいか」

十月二十二日

朝から冬ちゃんに包帯づけをたのまれて、廊下で仕事をしている。冬ちゃんに「そんなんいけん。下手くそ。曲がっている」と文句を言われ「人のことをしてやって叱られてのう、馬鹿らしい。もうこれでせんからのう。やめた、やめた」と言いながら最後までしている。作業賃だと長いたばこを一本渡すと、「ありがとう、わしはあんたが好きだ。あんたらが世話してくれるから助かる、ご苦労さん」としんみりとした口調で話す。それにつられて涙がでそう。

お金の話をして、「百万円より十万円が多い。十万円より一万円がたくさんじゃ。一万円より千円、千円より百円が多い。そんなこと言ってもあんたら持っておるまいがのう」何度聞いても反対に答える。反対の意味は何だろう、マリちゃん教えてください。

十月二十三日

午後、柿を貰いに行くと言って、赤のつっかけをはいて、冬ちゃんと光が丘の方に歩いていく。防長舎の前に風呂敷を広げ、「いま柿を持ってきてくれる」と言って座り込んでいる。誰もいないから帰るように促すと、「いっぱい人が持ってきてやると言っているのに、それそこの人も」と誰もいない所を指さす。防長舎に向かって「もう帰りますよ、早よう持ってこんか」と声をかける。人影もないのに幻聴があるらしい、引っぱって帰ると、「いっぱいくれると言ったのに損をした」と悔しそうな表情をする。明日、買いに行こうと説得する。

十月二十四日

散歩に連れて出る。「婦長さん、赤い靴はいてなぁ」と、ご機嫌。手術室横で外科のナースに「マリちゃん」と声をかけられると、

〝お手ふってお手ふって

お手ふってなあオイチニ、オイチニ〟

と敬礼しながら行進する。各科へあいさつ回りをして愛嬌をふりまく。

午後、中田患者の歩行介助をして廊下を三往復し「新婚旅行じゃ、ナア、ドブ（ドブはデブの意

味）」拳骨で殴る真似をする。途中疲れたのか、「先生はひと休みじゃ」と廊下に座り込む。

十月二十五日

柿の絵を描いてマリちゃんに見せると「あんたは上手なほうだ」と褒めてくれる。

「マリちゃん、お父さんお母さんは？」

「そんな者おるかぇ、わしはもともと一人でおったんよ。人が世話してくれおった」

「マリちゃんは色が白くて丸顔でポチャッとして娘ざかりだね」

「あんたも色が白い。みんな白い」

「松山へ帰りたい？」

「いや、帰らん、ここがいい。松山へ行ってもすぐ帰ってくる」

午後、中田患者の歩行介助。「ドブよ、日なたぼっこしよう。ここは陽が当たってぬくい」陽あたりの良い場所に連れて行き、二人で日向ぼっこをしている。

十月二十七日

終日機嫌よく、午後は自室で歌っている。〝玄界灘の荒海でぇぇ……〟これは琵琶歌じゃと言う。川正がおしっこと言うと「ヨシヨシ」と尿介助をする。夕食前、お父っちゃんを連れに行き「ドブはそこへ座れ」と案内し、「ヨイショ、ドッコイショ」とお父っちゃんの手を引いて食堂の椅子に座らせている。

十月二十八日
入浴のとき、浴槽に入るのをきらう。「温泉に来て、湯に入らない者は不精者で、それに風邪をひく」と言うと「そうかェ」と言って浴槽にひたり「ああいい気持ちだ」と喜んでいる。

十月三十日
こまめにに川正氏の枕と座布団の交換を行う。午後、会館へ衣料展示販売の買い物に行く。一番に赤いおしゃれ羽織（五千円）を手にとり「わしはこれに決める」と言うが、高いため千九百五十円のまっ赤な羽織を着せると、冬ちゃんと手を取り合って帰る。機嫌よく、赤いズロースを買ったのを見せて、喜んでいる。

テレビ故障、七時の間食がすむと「わしが帰るとあんたらが早く寝られるから、もう帰ります」と帰室。十一時巡室、「さっき正ちゃんの枕を直してやった」と告げる。

十一月一日

入園する前、何をしていましたか、と尋ねると、「貰いをしていた」「その前は?」「その前も子供の頃からずっと松山で貰いをしていた」と言う。

新聞の平仮名を間違いなく読んでみせるが漢字は読まない。掛布団を褒めると「四千円だ」と指を折って見せる。お金はどこから出たのかあまり関心がないらしく、「わしの金は人が持っていて、いいようにしている」と一向に平気である。

十一月四日

川正氏の入浴介助を手伝ってくれる。新しい赤いネルの着物を渡すと「だんだん」と喜び、手を叩いて歌っている。

十一月五日

中田患者の寝巻の繕いを喜んでしている。お八つは包んで部屋へ持ち帰り、枕元にならべて楽しんでいる。川正氏が再三呼ぶと、部屋から出て川正氏の用事を行っている。

十一月六日

昼食前、はき物をかかえて外出の準備をしている。行く先を聞くと「その上まで柿を買いに行く」と言うため、外出をやめさせる。午後外来散歩につれ出す。帰ってから長椅子に横になりテレビを楽しんでいる。

十一月七日

八時まで歌ったり踊ったり賑やかに過ごしたが「婦長さん、どうもお世話になりました、また明日もたのみます、お休みなさい」と自室に引きあげる。十時巡室、布団にもぐりこんで寝ている。

十一月九日

夕食後テレビで歌舞伎をしていると「これはいい、これは大好きだ」と言って目を離さないで一生懸命に見ている。「これは鬘《かつら》をかぶって芝居をやっている。これが一番いい」と上機嫌である。

十一月十日

七時の間食がすんでから、にぎりご飯二個持って「わしの部屋や、センチ（便所のこと）や廊下に、いろんな人が沢山きているから、その人間にママを食わせる。どんな顔をしているかはわからんが、いっぱいおろうが」とまじめな顔つきで言い出し、そそくさと帰室、以後自室で静かにしている。九時訪床。「ご飯はわしが食べないで人が食ってしまった」と言う。

十一月十二日

患者用便所前の床が黒く汚れているからと、石鹸水つけて、束子でこすっている。この病棟は水拭きしないから、中止するように言っても「イヤ、かまわん。きれいになった」と最後までする。

小物洗濯に出す患者の靴下五足を「わしが洗う」と水につけ、午後から靴下の洗濯。じっとしているのが嫌いらしい。

十一月十三日

毎朝髪に水をつけてなでつけている。（マリちゃんの髪はちぢれっ毛で、パーマをかけているのとあまり変わらない）きれい好きらしく、下着の交換は再々する。着物は新しい着物でもすぐ水につける。便所の汲み置き水に寝巻を三枚つけている。「この中へ人間がいっぱい入っているから流してやる。もうちょっとそうしておけ」午後から着物を干している。

十一月十四日

「マリちゃん、寝るときは布団をかけてね。馬鹿はなんとか言うけど」
「馬鹿は風邪ひかんか。わしの馬鹿は風邪ひく馬鹿だ。連ちゃんの馬鹿とちょっと違う」十時巡室、布団をかけて眠っている。（言葉使いは、慎重にしましょう。ナースの皆さん）

十一月十五日

川正氏が娯楽室へ出してくれと言う大声を聞き、畳を敷き、布団を並べて用意。

「マリちゃん、旦那さんが出てくると忙しいね」
「ほんとだ、婦長さんが正をくれるから、わしゃ忙しゅうてかなわん。もういらんから婦長さんにやろうか」と笑いながら川正氏を迎えに行く。川正氏の尿介助、娯楽室の掃除と、こまめに働き、午後は自室で絵を描いている。

十一月十七日

一日中娯楽室で賑やかである。中田患者には相変わらず「ドブ、ドブ」と言うため、中田患者と口論するが平気である。（中田さんと言うように再三、注意をするも、ドブでいいと聞き入れない）

十一月十九日

川正氏のおしめの洗濯をしたり、よく動くので、そんなにしなくてもよいと言うと「ここは一人で出来る人がいないから、してあげるんだ。あんたらが気にしなくてもよい。手伝いはいいことだ」と、働くことを楽しんでいる。

十一月二十日

当直婦長が玄関より入ってくると「お前、帰れ。挨拶なんかしなくてもいい。帰れ、帰れ」と不機嫌。帰られると「首をとって塩水につけておけ」声を張り上げ、あとは何もなかったように、連ちゃん相手に遊んでいる。

十一月二十三日

津田さんの部屋へ行って布団を引っぱったらいけないと説明するが「わしの部屋にいっぱい人がいて、取ってこいと言うんだ。もうしない」と言っているが分かった様子なし。しきりに人がいると言って、隣の畳にも、自分の敷布団、一枚はずしてのべている。

十一月二十四日

午後、センター方面へ散歩に連れて行く。「ここは綺麗だ。廊下がずーと長い」と感心し、道中、人に会うと敬礼をして、愛嬌をふりまく。冬ちゃんが唾液を吐くのを見て「わしがここへきて二年たつのに、冬ちゃんのチューチューはなおらん」と言う。三カ月しかたっていないと教えても、月日の観念なし。

十一月二十五日

八時頃までテレビを見たり、絵を描いたり楽しんでいたが、当直婦長がくると顔色を変えている。婦長さんがそばへ寄ると、長椅子のはしに寄り、とうとうテーブルと椅子を離して自室に帰る。九時の喫煙に呼んでも「あれがおったら出ん」と言う。(当直婦長にたいする反感、暴言は、M婦長を特定し、幻覚妄想から起こる悪感情である。M婦長は一時的に自分が何らかの原因をマリちゃんに提供しているのでは？　と悩んでいたが、徐々に好転するようになっていった)

十一月二十六日

日課として花の水やりをしている。一日中クルクルとよく働き、何かと手伝いをすることを楽しみにしている。ピンセットを棚の上に乗せると「それを消毒に出してこようか」と新ちゃん、連ちゃんを連れて消毒場へ行く。午後、ボロ布整理や、川正氏には「小便とカスが自分で出来ねばつまらん」と言いながら嫌がりもせず尿介助をしている。

十一月二十八日

赤い着物の中に、人間の子が沢山いると言って、赤い着物を洗う。洗ったら人間の子が洗われた。さっき干してあるのを見たら、もういなかった。看護婦さんに「わしの言うことが分かるだろう？」と訊き、わからないと答えると黙っていた。

マリちゃんと赤い着物

十一月二十九日

花園の水仙に毎日水やりをしている。自分の仕事と思っているようだ、雨が降っても水やりをしている。花模様のタオルケットで作ってあった上着を、こんな物着るとおかしいから、切ってタオルにしようねとハサミをいれると「まだ着られるものを、こんなことする」と怒っていたが、一時間もすると忘れたのか、なにも言わない。

十一月三十日

夕食後から消灯時間まで、娯楽室で絵を描いたり、テレビを見て過ごす。果物に青い色を塗っているので、それはなにかと尋ねると「みかん」と言う。わき目もふらず黙々と絵を描いていたが、テレビで時代物が始まると、テレビを熱心に見る。消灯前になると「だんだん、お休み」と挨拶して自室に帰る。

十二月一日

縫い物をしていると「縫ってあげようか。わしのポケットはいつ直してくれる」と言うのでポケットをつけ直す。何回も有難うと頭をさげ、残り布でリボンを作ってほしいとたのむので、赤い残り布でリボンを作ると、頭につけて喜ぶ。「赤い毛糸のシャツ一枚でよいから買っておくれ。一枚でよいのだから赤いのでないと嫌だ」後日買うことを約束する。

当直婦長の顔を見ると「赤汁を抜かれる」と言って急いで自室へ帰る。「あの人は、沢山人を連れてきて赤汁を抜く。赤汁が少なくなっても生きられんことはないが絞られる」と訴える。呼びに行っても娯楽室に出てこない。当直婦長が帰ると出てきて、新ちゃんとならんでテレビを見ている。夜は新ちゃんにボディガードに行ってもらおうかと言うと「のしをつけて返す」と笑っている。

十二月二日

当直婦長が来ると、スーッと引きあげる。「あれは十五人のおとなのおじいばかり連れてくる。おばあは、おったかどうか、ようわからん」と言う。八時から就寝。

十二月三日

川正氏が呼ぶと「おじさん、なんの用事だ」と枕を直している。川正氏の用事は嫌いながらもよくしている。消灯前にも川正氏の室に寄り「おじさん、用はないか」と問いかける。

十二月四日

ネルの寝巻三枚、シャツ二枚、トイレのタライや水槽につけている。注意すると「小さな人間がいっぱいついているから、一日中漬けておかねば死なん。百も二百もついている」と言う。トイレに漬けられると困るからと注意。部屋にある寝巻は全部私物庫に納める。

十二月五日

新聞紙で舟を折ったり、風船を作ったり、字を書いてはいろいろ説明してくれる。「自分で出来ることはなんでもしなくてはいけない」とこまめに手伝いをする。テレビの歌謡曲を聞きながら、自分の膝をボンボンたたいて歌っていたが、当直婦長が戸口に立たれるとさっさと自室に帰る。帰られたころをみはからって出てきて、九時まで賑やかに過ごす。

十二月六日

赤いシャツ二枚、横田呉服屋さんに頼んでいると、そばから「赤いのでなければ嫌だ、いらん」としきりに注文をつける。赤色が大好きである。

午後内科へ健康診断に行く。宮田先生に「聴診器のあてかたが悪い、やぶ医者だ」と言う。先生に対する恐怖感なし。異常なし。

「佐田さんは屑だから刻んで食ってしまえ。ドブも殺せ。お父っちゃんは良い人じゃあ」悪口をならべて楽しんでいる。

十二月七日

「あんたはわしの首を抜きにくるから帰れ」と言ったあとで「すみません」とあやまる。中田氏が椅子から立ちあがるとき、頭をコツンとやって中田氏を怒らせ、中田氏につかまって殴られびっくりしている。「ドブが悪けりゃふくれと言ってやる」（以後なんど注意しても中田氏をふくれと呼ぶ）

十二月七日

当直婦長が見えると、自室の前まで帰り、様子をうかがっている。帰ったように見せかけると出てきて、居ると慌てて便所に隠れる。行ってみるとしきりに着物をふるって「人間がついたから全部流してきた」と告げる。

十二月八日

顔写真を写しに内科へ行く。試験室の額田氏が「目の覚めるような着物を着ているから、カラーで写そう」と言うと「有難う、いつ出来るぞな」と楽しみにして礼を言う。

十二月九日
入浴に誘うとしきりに布団を払っている。「人間がおるから振り落としておく」とパタパタ叩いている。

十二月十日
赤いシャツが届いたので、着せると喜んで、みんなに見せて歩く。午後は「踊りを見せてやるから一円持ってこいよ。わては金儲けせんといけんから」と炭坑節を踊り、手とり足とり教えてくれる。

十二月十日
お茶屋や、カフェの話を面白く聞かせてくれる。当直婦長の姿を見ると部屋に帰るが、「たばこだ」と言えば出てきて当直婦長に、歌を教えてあげる。婦長さんにご苦労さんと言いなさいと言えば「仕事もせんのに、赤汁を抜きにくる者に言えるか」と憎らしい口をきく。赤汁は誰も抜かないと話してもブツブツ文句を言っている。

十二月十一日

朝、顔を合わせると「あんた村木さんとついだ。よう似とる」と言う。本人だからと言っても「本当の村木さんは、子供が出来て帰って寝ている。あんたはこの仕事に慣れんのによく出来る」と褒める。松本助手に「あんたは、わしが言わんでも連ちゃんに薬を飲ませた。よう出来た」と反対に勤務者を褒める。入浴させるとタライに洗濯物をいれてその中に座って洗う。人のパンティまで洗ってしまう。よく動きまわるが疲れた様子も見せず。

十二月十二日

「村木さんに似た人だ。村木さんは子供が二十人生まれていま寝ている。婦長さんも、田口さんも一回死んで似た人が来ている」

神谷先生がいらしたので、挨拶しましょうと言えば「先生とついの人がきている。前に来たのが神谷先生で、今のは先生じゃない。狸が化けている」と絶対に挨拶しない。

十二月十二日

「田口さんについの人が来た。田口さんは子供が十人出来て、向うで寝ている。ここにいる人はついの人だ」と言ってきかない。

「赤汁を飲みにこまい男が来ている。ご飯をしっかり食べると、体の身になって赤汁ができる（血液のことらしい）」と言う。

当直婦長が来ると「今晩は」と、丁寧に挨拶し「ここに来ていた人に似た人、ついの人だ」としきりに言う。消灯後畳を叩いている。「よその人が一緒に寝ているのだ」と座布団と枕を出している。

十二月十三日

蔭の声が聞こえるのか看護者に対し「あんたらは水に浮いて死んでいたのに、生き返った」とか「ついの人、よう似た人」などと、真顔で訴える。また部屋には人が来て泊まっていると言って、北側に、枕、座布団を敷いて寝ている。誰もいないと説明しても納得せず。他の動作には変化なし。機嫌よく過ごし当直婦長が見えても、そのまま娯楽室にいて、話しかけられるといろいろ応答する。

十二月十五日
娯楽室の鏡を見せると「朝見たときは、こんなに皺がなかったのに、いまは皺がいっぱいある。赤汁を吸われてしまった。手の赤汁をとって顔にいれると、よくなるかもしれん」と深刻な表情をしている。午後は自室に引きこもる。

十二月十六日
訪床すると寝ている。「だれが抜きに来たかはわからんが、体がだるい」と起き上がらない。

十二月十七日
ショックで寝こんでいるとの申送りにて、見舞に行く。「体はエラクないけど、寝ているほうがいい。顔の皺がなおらん、皺がいっぱいだ」とこぼす。慰めの言葉なし。

十二月十九日

当直婦長に「また悪い奴を連れてきた。早く帰ればいいのに」と言いながら自室へは帰らない。当直婦長に年齢を聞かれると、「正月が来たら二十三歳だ。いや、今でも二十三歳でいい。十八歳だったが、十八なら煙草が吸われんと村木さんが言うから、二十三歳にする」とぶっきらぼうに答える。

十時三十分巡室、上布団一枚めくって反対がわの座敷にのべ、枕や座布団も、並べている。自分は足もとの方から顔を出して、指をくわえて笑っている。

十二月二十日

門松を立てたから見て頂戴とマリちゃんに声をかけると「上手に立った。上等、上等」と褒められた。

十二月二十一日

血圧測定も、何時の間にか、素直にさせる。最高値百七十、本日より血圧下降剤服薬。

十二月二十三日

「村木さんは前の人で、もう一人の村木さんは、あっちのほうで子供二十人生んでいる。婦長さんも前の人で、もう一人の婦長さんは、男と駆け落ちして、あっちへ行った」

当直婦長に対する妄想いまだ去らず。

十二月二十六日

髪が短いのにこれ以上散髪されるのは嫌だと、顔そりだけ希望。眉じりをもう少し剃りあげて小さめにしろとか注文をつける。後ろから髪を切って、スソを短くすると、凄い見幕で怒り、婦長さんの帽子をわしづかみにして取り「これの髪を切ってやれ。わしは長いのが好きだ。こんなにされて」頭に手をやり、髪をつまんではブツブツ言う。時間が経つと忘れたのか、諦めたのか、手を叩いて歌っている。大野連ちゃんがそばへまつわりつくと、水をかけるやら叩くやらして嫌う。

十二月二十八日

川正氏の部屋へ行き、古い枕を無断で持ち出し、お父っちゃんの足もとにおいている。「あの枕は前のおじいの枕で、正のと違うから人にやればいい。前の正はどこか下の方に行った」当直婦長を見ると「テレビの悪いおばあを連れてきて、悪いことをさせる。そんなものに挨拶するかえ」……野崎高行助手に「ここの婦長さんは好きか嫌いか」と問われると「好きだと言わないと、すまんだろう」と吐き捨てるように言う。

十二月三十一日

入浴時寝巻二枚自分で洗う。なにか手伝いをしようかと言うので、マリちゃんの出来ることは頼むが、頼まないことはしなくてよいと話すと不満そうにする。外来に行くと言えば、わしも行くと、急いで出てくる。

昭和四十四年一月一日

「正月だ。長い煙草一本おくれぇな」と要求あり。渡すと「だんだん」と喜ぶ。「婦長さん、餅がうまかった。元日だからお宮さん参りに行くだろう。賽銭おくれぇな」と催促。小銭で八円渡すと「長いこと金持ったことがないけん、分からん。なんぼうある?」八円だと教えると「そうか、ひとつがなんぼ一円か」と手にとって見る。松本助手と大師堂、センター方面へ行き「五つ賽銭をだしてこれほど余った」と三円返す。

一月三日

お父っちゃんの部屋へ行きいろいろと、講釈をのべている。

ストーブで暖まっては、長椅子に横になって歌ったり、用事をしては「正月だから長い煙草頂戴」と要求する。

一月三日

宮崎、花岡両氏、お父っちゃんのお見舞にこられる。帰られるとき坂下まで送ってあげたらと言うと、第三センターまで送って行ったらしい。「目が見えんから送っていった。饅頭二つ、みかん三つ貰って、お茶を一杯ご馳走になった」と報告する。新ちゃんに饅頭半分分けてやるが、連ちゃんが手を出したら逃げ出し、連ちゃんに摑まって、菓子を取られ、取り返しに行って叩かれ、首巻も取られる。詰所西側に隠れて蜜柑を食べる。センターの話をいろいろしてくれる。連ちゃんはいやらしいとしきりに訴える。

一月六日

当直婦長に「こ奴は悪い奴じゃ。遠くへ捨ててきたのに、また戻ってきた」何度、説明しても、悪い奴じゃと言いきる。

「連ちゃんが夜中に、わしの布団の足もとから入ってくる」などの妄想がある。

一月七日

「頭は少し痛いが薬はいらん」と訴え、一日中静臥。体温三十七・五度。お八つの時間も部屋に、こもっているところをみると、大分苦しい様子なので、かぜ薬を服用させる。

一月八日

体が苦しいかと聞くと「いいや、どうもない」と言う。顔色すぐれず、蜜柑三個、わたすと「だんだん」と言って帰室。（夜）九時訪床。「炬燵が暖かくてよい。有難う」と静かに寝ている。十時、娯楽室へ出てきて「婦長さんまだ起きていたのか。ご苦労さん。一本おくれ」寒いから詰所へ入れと勧めても入らず、娯楽室で喫煙、「どうも有難う」と、帰室する。

一月九日

当直婦長を見ると、あわてて自室に逃げ帰る。「子分をたくさん連れてきて悪いことをさせる」と言う。

一月十日

十時巡室。素っ裸になりシャツを着替え、着物をふるっている。「たくさんの小びとがついている。これで落ちたろう」と言いながらも、口の中でブツブツ言い、眠りそうにないため眠前薬服用させる。その後訪床すると布団の上に座っている。注意すると横になるが、眠る様子なし。十一時巡室。「もう寝ております」と言うので「眠ってないじゃないの」「いえ寝ております」と答えてモゾモゾしながら布団を被っている。

一月十三日

退屈だからと、看護者の後ろをくっつき回る。口唇をピクピクさせているので受付から包帯巻きの作業をもらってくる。一時間半くらいすると飽きたのか「このまま使えばよいのに、手が悪いから早く出来ん」とか不足をならべる。出来上がったのを受付へマリちゃんと持って行く。「もう、出来ん。たいぎじゃあ」と、包帯巻きを嫌うが、機嫌よく、他人の世話はよくしている。

一月十四日

口唇をピクピク動かすので聞くと「悪い人間が入って動かしよる」ときどき唾液を吐き捨てる。当直婦長には「こんなのに世話にならないから、ご苦労さんなど言わん」ブツブツ言いながら帰室する。

一月十五日

当直に出勤すると、自分のまっ赤な上衣を持ってきて、「婦長さん寒かろう。これを着なさい」と、貸してくださる。「婦長さん、川ちゃんの、おしっこが、出来ん。見てくれ」と言うため一緒に訪床。九時まで熱心にテレビドラマを見ているので、筋書きが分かったかと聞くと「いいや、何のことやらちっとも、分からん」

一月十七日

口唇をピクピクさせている。「小びと人が口の中に入ってこうする」と言う。振戦強度。

一月二十日

赤い上衣を持ってきて「婦長さん、寒いから着たらいい」とかしてくれる。外出のため脱いで玄関へ出ると「外はなお寒い。かまわんから着て行きなさい」マリちゃんの親切にこたえて赤い上衣を着て出る。

川正氏の尿介助、食介助をたのまれなくてもしてやり、川正氏に叱られるが「なにを言うか、小便はこれが短いからわしが尿瓶で押さえると怒る。ママは残すから食べと言うのになにを怒る」と茶碗でコツンとやって川ちゃんに叱られるが、ニヤニヤ笑っている。

一月二十一日
当直婦長訪問後「いま来た奴は、いつも悪さをするから、いっぺん出て行けと怒ってやるんだ」いくら説明してもかなり強い妄想で納得しない。

一月二十二日
塵を捨てたり、食台を拭いては「作業したから長いたばこ一本おくれ」と要求。一病棟からおばあさんたちが大勢くるから世話してねと話しかけると「小便も自分でようせん者はこんでいい」と言う。

一月二十三日

七時、当直婦長が見えると「あんた悪い人間を連れてきただろう。悪い人を連れてきて早く帰れ」ときびしい顔をする。ここの勤務者は好き？　きらい？　と聞くと「ここの者はみんな好きだ。なんでと言っても好きなものは好きだ。ここの人は悪い人間を連れてこないからだ」と答える。

一月二十四日

「鼻からチュルチュル水洟が出てかなわん」と訴える。体温三十七度、入浴中止。かぜ薬を服用し静かに寝ている。

一月三十一日

ブルブル口唇を動かしながら安来さんの世話をやく。口の動くのを見て安来さんが笑うと「お前もケラケラじゃないか」と口を尖らせて怒る。

二月一日　深夜

朝五時ごろから安来さんの、世話をしている。

安来ふじさんは、島根県の出身。昭和三十八年の入園時より、重度の痴呆症であったが、安来節だけは記憶に鮮明で歌っていたが、この頃ではその歌もすっかり忘れて、う、う、う……と、終日、奇声を発している。

二月二日　深夜

一時巡室。安来さんの失禁で覚醒し、いろいろ世話している。六時半から食堂へ出てみんなの世話をする。

二月三日深夜

一時巡室覚醒。安来さんに「早よ、死んでしまえ」としきりに言う。「おばあちゃんはまだよく分からないから教えてあげてね」と言うと笑っている。

二月四日　準夜

安来さんに「死んでしまえ」など悪口を言いながら、面倒を見たり守りをしている。十二時、目覚めており「おばあの小便は大変だなあ。これで安心して眠れる」と言い布団に入る。

二月七日

「備前岡山米どころオー。米のなる木はまだ知らぬウー」と歌っている。

「マリちゃん、備前岡山はこの島もそうよ」

「そんなことがあるかぇ、ここはここじゃ」

「尾張名古屋はどこのこと?」

「大阪の向こうで、金のシャチホコのある所だ」

「愛知県か?」

「そうそうそこだ。紀州はのう、紀州蜜柑の出来る所で、大阪のつぎで、和歌山県だ」

「京都は?」

「京都は、そりゃあ行って見んと、分からん」

「京城は?」

「京城はのう、朝鮮の賑やかな所で東京と一緒だ。今は雲の上に隠れてなくなった」

「ハルピンは？」
「そりゃあ行ってみんと分からん」

二月九日　深夜

五時巡室。安来さんを腰掛便器に乗せている。「そのまま寝かせておいたら、小便しよる。便器に乗せてやった」危ないからしないように注意しても「イヤかまわん」と横になる。

二月九日

検温しながら歩き回るので注意すると、ブツブツ怒り、脈を取りかけると手を払いのけナースの顔をなぐる。午後の検温も拒否するが無理に行う。娯楽室と自室の往復はいつものとおりであるが、精神不安定のようである。体温三十七・七度。

二月十二日

気分はどうかとたずねると「少し昨日より悪い」と言うため、寝ているように言うと、一日中床にはいっている。発熱なし。

二月十七日

ニコニコして機嫌よく、川正氏の世話をよくしている。中田氏の病衣が破れていると、着替えるようにと病衣を持って行く。

二月十八日

安来さんが部屋の前で失禁したので、そのあと始末を黙々としている。今日は自室で過ごすことが多い。

二月二十三日

「冬子が六回も布団に入ってきて眠らさんから、ようならんのだ」と訴える。寝ている時間が多く、食欲なし。

二月二十七日

「冬子が死んでしまえばいい。死んだのにまた次に冬子がきて寝ている」と言う。バケツの壊れたのを大事そうに持って歩くので、新しいバケツを購入して渡す。

二月二十七日

いつのまにか、沢田散髪屋さんと仲良しになって、散髪してもらっている。二人の会話を聞いていると、なるほどとうなずかれる。

「マリちゃん、僕と結婚しようや」

「あんたはよくても、わしゃ嫌だ」

「マリちゃんに嫌われた。、困ったのう」

「困らんでいい。あんた嫁さんがおろうが」と言った調子。

「マリちゃん、沢田散髪屋さん上手だね。綺麗になったわ」

「あの人はのう、ちいとばかり、イヤだいぶん耳がとおい。大きな声せんと聞こえん」

うしろを青々と剃りあげられてオカッパになっているが、機嫌よし。

二月二十八日

高橋先生の回診について回り「このおばあは死んだのに、また生き返ってここにいる」「これは塩水につけてほかしたらいい」「この人は大阪のずっと向こうからきた人と似とる」など珍妙な診察介助をしてくれる。

口唇周辺、両手指の振戦強度、アーテン四ミリグラム増量になる。「先生またきてな。寒いから体に気をつけてな」高橋先生が坂下の道へ姿が消えるまで、玄関に立って送っている。

三月一日

マリちゃんのカラー写真ができてきた。しげしげと見ていたが「この写真はおかしい。へんだ。もう見ん」と投げ捨てる。なるほど、顔と着物がチグハグだ。

三月二日

アーテンの効果あらわれず。服薬状況に注意。「薬は飲んだよ、ホラ」と薬包紙を渡すがどうも不可解。

三月三日

食後薬を口にいれお茶を飲んで、それを湯飲み茶わんに吐き出し、窓から捨てるのを朝倉助手発見。オブラートに包むことにする。

三月七日　準夜

当直婦長に言葉をかけられても応じない。小声で「なにも言わん。さわらんほうがいい」と不機嫌、以前のように強い妄想ではないようだ。

三月九日

午後梅本松ちゃんが、五病棟の下を通ると「松ちゃんこいや、おいでェや」と呼びいれ上機嫌である。玄関まで送って「またこいよ、待ってるで」と少々寂しそうである。テレビを見たり、正ちゃんの世話をする。

三月十六日　準夜

テレビの歌を聞き「歌は好きだ」と言う。冬ちゃんと会話させようとするが、そっぽを向いてしまう。

三月十八日　深夜

七時過ぎても食堂へ出てこない。インターホンで呼ぶと、洗面結髪をして出てくる。冬ちゃんに追いかけられ、テーブルのまわりを走る。機嫌良好で冬ちゃんと話もする。

三月十八日

今日は、機嫌よく、娯楽室にいる人たちの世話をしたり、洗濯物の整理を手伝うなどしてこまめに動き回って過ごしている。

三月二十一日　準夜

カラスの絵を描いて見せてくれる。「あんたらには、なんぼ教えても上手にならん」とけなされる。

三月二十二日
助手さんの話によると、朝の薬を味噌汁の中にとかしたが、味噌汁を飲まなかったとのこと。服薬確認に注意のこと。

三月二十三日
独語している。食欲なく主食は食べない。薬はあとから飲むと言うが無理にナースの前で飲ませる。口唇振戦強度。

七月二十一日
最近は、強い妄想を訴えることがなかったのに、突然大上ナースに「あんたが切れもので、手も足もバラバラにして、殺してしまう。このへんの人は、口と腹が違う」と怒り出す。口唇下顎部位の振戦強度。マリちゃん、と声をかけると「またあんたが、わしの指を切ってしまう。口先がうまくて、することは違う」表情けわしい。食後薬がオブラートに包んでないため、拒薬しているらしい。

同日　準夜

ナースに「お前、バラバラにした物をどこにかくした？　字を教えてもらって金を取り、それで殺した。わしはちゃんと見ておった」と口唇をふるわせ睨みつけていたが、間食を食べるといつもと変りなく過ごす。

七月二十二日　深夜

午前三時半、安来さんを連れてのこと娯楽室へ出てくる。「ばばあが起きて、便所に連れて行ったら小便せずに、こっちへきたからついてきた。たばこ一本おくれェな」満足そうに喫煙して帰室する。

七月二十三日

「小びと人が口の中にはいった。あんたは婦長さん知ってるだろう。あれはママをあげんで人を殺す。いままでに三人も殺した」と言う。ママはなんのこととたずねると「めしのことだ。ママとも言うし、ご飯とも言うんだ」と言う。

七月二十四日　準夜

口唇はやはり振戦しているが機嫌よし。自室と娯楽室の往復は変らず。発汗手当をすると寝巻に着替え、鏡をみながら髪をきれいに梳いている。「安来さんが起きてもほっておいてね」と言うと「ハイ」と言っていたが、十時に安来さんを連れて出てくる。たばこ一本要求するので、一本渡すと美味しそうにすって「だんだん」と、礼を言って自室へ帰っていった。

七月二十九日

「川さんが呼んでいる」とか「安来さんが帰りよる」と言ってよく世話をしている。口唇の振戦もなく、特に変った言動なし。

八月十四日

お盆のお参りに大師堂へ行く。賽銭百円あげたと何回も言う。「小人が来ないようにたのんだか?」と訊くと「そうや、そうや、けさも大きい小人や、小さいのが来た」と言う。「来てもいいでしょう」と言うと「面倒だ」と答える。自分から訴えないが訊くと、小人、小人、小人と言う。

八月二十三日　準夜

婦長さんの指示で、今日からピースの長いたばこに替る。「あーよかった、よかった、よかったな」と嬉しそうである。七時から会館前広場へ盆踊りを見に行く。

八月二十四日

「マリちゃん、十日ちかくも便通がないけど、よく考えて? うんこがあるにはあったでしょう」

「いいや、ない」

「マリちゃん、あっても忘れているんじゃない?」

「出んのじゃ」

「それでは浣腸しようかね」

「いや、それはせんでいい。食べても腹の中で誰かが食ってしまって糞にならん」

と言う。

「マリちゃん、下剤飲もうや」

「いいや飲まん。小びとが食うからないのじゃ」

「うんこだけ食べてくれるといいけど、腸まで食われておなかが痛くなると困るよ」

「そうかな、口から入るときは小さいがのう、糞を食って出るときは中指くらいの大きさになって出る。しもから出てゆくんじゃ」

「顔があって着物を着ているの？」

「どんな顔かは分からんがある。着物も着ている。色のついた着物だ」

「うんこが出たら看護婦さんに言うのよ」

「うん、言うようにするワ。だんだん」と素直に服用する。

八月三十一日

粥食を食べないため、理由を尋ねると「粥には人間がたくさん入っており、それを食べると腹の中で悪さをする。うんこは、腹に入った人間が食うからない」並食に変更。日中はよく人の世話をして動き回る。

九月十七日

今日も靴下をバケツにつけている。小びとはまだ死んでないのと聞くと「そりゃそうじゃ、水につけて熱い湯につけんと死なん。明日までおいて洗うんだ」

九月二十日

最近の妄想は、小びとが靴下にはいって悪いことをすると、毎日、靴下をバケツに入れて水につけている。入浴日には熱湯を上から二回かける。ほとんど日課である。

九月二十二日

椿看護婦退職の記念写真が出来た。しばらく見ておったが、「写真はいいよ、おかしい、写真はそれこそおかしい。歳とって見えるだけじゃない、うちだけどことのうおかしい。あんたらはそのままに写るのに、わしはいよいよおかしい。鏡と写真は違うが、写真はいよいよボロだ、もう写さん」以後マリちゃんに写真機を向けると逃げ出して行く。

九月三十日

中原患者愛玩の兎殿の死去につき、午前十時より葬儀施行す。喪主中原氏を先頭に、新ちゃん、連ちゃん、勤務者六名、にわか仕立てのお坊さんが赤い上着を衣がわりに、裏山への道を登る。「庵主さん、足もとに気をつけなされ」内田看護助手にみちびかれ「ハイハイ有難うござんす」すでに墓地に埋められた兎殿の霊前にぬかずき「アリャ、お前は墓までこしらえてもらっていいのう」「皆さん、お忙しい中をおいといなく、ようこそお参りくださいまして有難うございます。みなさんより高い所に、一段高い所にあがってお経を言います。チーン。キリョームージョージュージュ―ナーイ、キリョームジョージュ―ナーイ」

「これ葬式の最中に笑う奴があるかい」

「ナームウ、ナームウアミダブツ、ナームホーレンゲキョ、ナンムホレンゲキョ〜」（途中より流行歌の節になっている）
「マアお前は饅頭まで貰って。アレ、茶まで貰っている」
「これこれ兎よ往生せいよ。こっちを向いても有難うございます、あっちを向いても有難うございます。ようこそお参りくださいました。ナームアミダブツ」
（この葬式に参列した看護職員一同、珍迷場面には涙を流して笑いころげておりました。きっとウサギ殿も、喜んで大往生をなさいましたこととおもっております。（のどかな島の秋の日、懐かしい思い出、遠い日のことになってしまった。嗚呼）

十月二日

「マリちゃん、歌を教えてくれない？」

「うん、教えてやるで。なにがいい？」

「貫一お宮がいい。きょうは先生だから、お茶とお饅頭の特配だ、先生どうぞ」

「ハイありがとうござんす。

貫一学校かえるとき袴に帽子に、黒の帽子に二本すじ、帰りましたよ、おじやおば。
宮さん会いたさ貫一は学校やめてあたみイ浜
あたみの海岸散歩する
ともに歩むも今日かぎり
ともに語るも今日かぎり
そいでいいわ、おじやおば言うたら、おじいやおばあと言うことだ。もうこれはここまでだ」
「バラの花の歌だ。
雨に濡れたるバラの花
風になやむる白ゆりの
風にゆれたるバラボタン
風にゆれたる白ゆりの
この歌はのう、なんどもくり返したらいい。きりがないワイ」
「つぎはボートの歌だ……これ、連よ、連が饅頭、取った。コラ返さんか」
「連にやったらいい。先生には特配だ」

「そうかの、つぎはボートの歌だ。
　ボートに乗りし向こうへ行ったが
　帰ってくるのを見やざらん
見やざらんは、見ないと言うことだ。いちいち書かんでいい、わしは書かんで覚えた」
「武男が浪子の手をとりて
　早く病気をよくなおして
　吉野桜を見にゆかん
見に行かんはのう、見に行こう言うことだ、そのあとは、わしは言わん」
「魚屋さんの歌だ。
　おへやで子供のおばあさん
　ままごとあそびの魚やさん
　こんにちお魚いりませんか
　イワシにサバにカレイにタイ
　きょうはお魚いりませんか

きょうはまだまだいりません
　あしたになったらもらいます」
「雀の学校の先生が。
このあとには、チイパッパはつかんぞな。
　雀の学校の先生が、おしりをふりふり
チイバッパ、チイチイパッパチイバッパ
この歌はだいぶむつかしい」
「あれは八百屋のいろ娘エエエ
　寺のきちさんにほれこんで
あわりょかみらりょか
ものいわりょかと
寺の門まえのぞきこむ
アラヨイショ、アラヨイショ
これは八百屋お七の歌だ。このさきはない」

「月がでたでた月がでた　ヨイヨイ
　月がでました屋根の上
　ゆんべは、お月さんが屋根より上に、だいぶ高い所に出ておった、きれいだった」
「マリちゃんはたくさん歌知ってるけど、飲み屋でならったの？」
「もともと知っておったんよ、飲み屋にはおったが、今はそんなところはない」
「マリちゃん、宝塚へ行ったことがあるね」
「ウン飛行機でな、ネキまで行った。少女歌劇も大阪だ」
「大阪の天王寺知ってるか？」
「天王寺はのう、おったことはないが、行ったことはある。天王寺はセメンがし作るところだ。コンクリートと違うで、セメンがしいう菓子だ。
　大阪天王寺セメンのおかし
　石のとりまーい
こさえて売るところだ。売りにきよった。おうたりさげたりしてな。にぎやかなところだ。今は無い、チゴ菓子みたいでうまかった。綿菓子は竹の箸のようなものに、砂糖を煮てふくらませてな、あれもうまかった」

十月八日

「マリちゃん、またお正月が来るけど、いくつになるの？」

「いまは二十五だろう？　婦長さん、いくつにしておこうかエの」

「歳をとるのに人と相談するもんじゃないわ」

「それならやっぱり二十五にしておこうか」

「女はいつまでも若いほうがいいから、それでいいと思うけど」

「ほんとうは二十三歳だったがのう、めんどうだから二十五にして、もう歳をとらんわ。二十五にきめた」

未来永劫マリちゃんは二十五歳で、赤い着物を着て、歌って踊っているだろう。

その五　不思議の神様

経　過

園内通称名　中田義男。大正十四年三月七日、四国で出生。
昭和十四年九月　ハンセン病発病（十四歳）
昭和十六年五月　香川県ハンセン病療養所大島青松園に入園（十五歳）
昭和三十一年三月一日　精神分裂病発病、静養室へ入室（精神病棟の保護室に該当）

発病当時の状況　被害妄想が強く、「殺される。殺されるなら青酸カリをください。五分で死ぬ」と口走ったり、医師や看護婦を近づけず反抗的であったが、次第に穏やかになり終日ゴロゴロ寝転び、全く自閉的である。体重は次第に増量。六十八キロ（身長百五十センチ）。

首が見えない位に肥っている。昭和四十二年九月ごろより、食事摂取後四肢の脱力感が激しく、顔面蒼白、脈搏不整、失神様の発作を起こす。

昭和四十三年九月六日、長島愛生園精神科第五病棟へ転園す。

以上は大島青松園の経過申し送り添付書である。

長島愛生園の精神科病棟は瀬戸内三園（大島青松園、邑久光明園、長島愛生園）の精神科病棟として建設され、昭和四十二年に開設された。中田さんは盲目であり足も不自由であるが〝不思議の神様〟という妄想言語があり、その神様の命令で食事抜きなどの行動のため瀬戸内海を船に乗って愛生園の精神科通称第五病棟へ転園されてきたのであるが、中田さんにとっては他園での辛い生活が始まるのである。

望郷

盛り上がった両肩の筋肉の中に、すっぽりめり込みそうな色白の丸顔は童顔で、いつもニコニコ笑っている。鼻は赤みをおびて、ニキビ様の湿疹が点在し、盲いた目元は細くて人なつっこく、円満なお顔である。腹部は厚く大きく突出し、座位になれば見事な腹は両大腿部の半分以上の面積を占有して、ゆったり鎮座し、七福神の布袋さまとそっくりだが、駆幹に比較して四肢は細くすんなりしている。この巨大な腹を支える下肢は貧弱で安定感を欠き、歩行介助が必要である。そしてこの円満なお顔も転園後、病室の規則的な生活に慣れるまでは、永年住み慣れた青松園の静養室を恋しがり、涙ぐみ、心は曇りがちであった。当時の心境を中田さんに語っていただくことにしよう……。

長島愛生園に連れてこられるのが分かっていたら、僕は静養室から出なかった。青松園の看護婦さんが「ちょっとそこまで散歩に行きましょう」というので、僕は外へ出たのです。マリちゃんと大島丸に乗せられて、船が動き出したので行く先を聞いたら「これから愛生園に行く」と言うので驚いたが、もう遅かった。マリちゃんと二人だから、マリちゃんを頼って此処へ来たのにマリちゃんは僕のことを「ドブ」とか「ふくれ」とか言って相手にしてくれない。

ここは窮屈でかなわん。一週間に二度も風呂に入れられ、お尻も拭かれる。下着も寝巻も再々替えられるし、部屋には三人も人がいて話し相手をしなくてはならないし、人に気を使うことが多くて窮屈だ。

大島では差し入れ口から食事を入れてもらって食べ放題で、いつでも好きな時間に食べられた。ここではいちいち食堂に出なければ食べさせてもらえない。面倒なことが多くて困る。大島へ帰らせてください。お願いします。

ここの看護婦さんは優しくていいけど、「中田さんは肥り過ぎだ、身長が一メートル五十センチだから体重は五十キロが適当なのに、六十八キロもあるんだから、西郷隆盛か若秩父みたい。運動しましょう。食べ過ぎよ。格好が悪い。お腹なんかわたしの三倍もあるわよ。お腹が膨れてそのうちフワッと空へ飛んで行くかもよ。さあ行きましょう」と言って何度も廊下を歩かされる。昔は痩せて十一キロあった。背丈は四尺七寸、今も背丈は変わらない。神様にたのんで、せっかく肥らせてもらったのに。背丈は来年になると六尺になるようにたのんであるし、目も見えるようにたのんである。神様は静養室へ帰らないと、言うことをきいてくれないので、お願いします。大島へ帰してください。

糖尿病

九月十日。試験室より連絡を受ける。中田氏の検尿結果、糖質強度陽性。「愛生一番の糖放出者」であるとの説明書きまで添えて。早速治療開始。糖尿食一度（主食半量）の食事制限は、大食漢の中田氏を烈火の如く怒らせる破目になった。

なぜ私だけを差別するのだ。大島では神様がお菓子や、寿司、バナナ、ボタモチ、うどん、などを次々持って来てくれて、夜になると袋を開けて食べていたのに。私は神様にたのんでわざわざ糖尿病にしてもらったのだ。あんたらが勝手にご飯の量を減らして寿司もみんなと一緒の数だのに、私には半分しかくれない。職員が患者の物を掠めて食べているのだろう。羊羹は賽の目ほどしかくれない、バナナは半分。ボタモチはみんなに五個で私には一個だ。

ご飯も大島では五杯でも六杯でも食べていたのにここでは半分しかくれない。みんなあんたらが、不正をするからだ。好きなものは、うどん、寿司、ボタモチ、羊羹、バナナ、大福餅で、嫌いなものは、モヤシ、リンゴ、夏みかん、キャベツなのに、そんな物をどっさりつけてくれる。神様にたのんであんたらをみんな殺してしまう。

糖尿病の治療食では、中田氏も看護者もしたたか辛い思いしたものであるが、徐々に慣れて、現在では不満は述べても、神様に呪文を唱えるほどは怒らなくなった。

不思議の神様

1

不思議の神様は、とても不思議なことをしてくれます。僕のそばにいつでも、どこにでもおられて、僕がこうして両手を合わせて招いたら、不思議の神様はそばへ来ていろいろのことを聞いてくれたり、不思議なことをしてくれる。男の神様と女の神様だ。

昭和四年に不思議の神様にたのんで、昭和三十年ごろに大きくしてもらうようにたのんだ。今は十六貫ぐらいあるが、二十三貫になったこともある。あなたは二千年くらいは生きられるだろう。神様があなたに一兆円くれる。僕の妻が子を産んで、神仏の国日本へ行っている。九千億兆円を二万枚やった。僕が死んだら五千億から一千億兆円妻がもらえる。死んで生き返ったら二千年生きる。そしたら千兆円やるようにたのんである。

大島の看護婦さんは二千年生きるから一兆円貰えるだろう。みんな不思議の神様がなさることだ。

2

今朝も不思議の神様が頭のうしろに出てきて、不思議なことをしてくれた。月に三回ほど行かせてくれた。不思議の神様は月の中を突き抜けられないように、月をものすごく熱くした。昭和十年に不思議の神様がお月様を二つ造った。どれが本物かニセ物か分からなくて困ったことになった。不思議の神様が温度をものすごく熱くしたら、人間がみんな死んだ。昭和九年には四十五日間ずっと闇続きになった。昭和十年には四十五日昼ばかり続いた。また、昭和十年には不思議の神様が海の水を沸かした。自分も海に落ちて死んだが一日で生き返った。どこまで行っても海の水は白かった。同じ年に一コクの雨も降らせた。自分が歩いていたら一コクの雨の塊りが落ちてきたのでその水を飲んだがどうもなかった。不思議の神様はしようと思えばなんでも出来るんだ。

3

不思議の神様が貴女を犬にでも猫にでもしてくれる。男にでも変えてしまう。自分は女になって子供を十一人生んで殺した。昭和六十年には体の弱い人や、怪我をしている人は殺された、昭和五十五年には盲人が殺されるがらい療養所以外の人だ。そして、昭和一万年には生き返らすんじゃ。沖縄を返還しなければ外国人は五十五年にみんな死ぬ。昭和十二年から四十年までに死んだらい患者は昭和千年まで生きさせてもらえる。

一人で住んでいる人や、夫婦でも貧しくて子供を生めない人に、アメリカ、支那、朝鮮を分けてあげる。あんたの生まれ故郷で、田圃を持っていなかったらみんな殺される。らい療養所にいたら殺されない。

自分が生んだ子供は、政治家や大学教授をしている。昭和十年には天皇が白い犬を生んでそれを殺した。これも不思議の神様がした不思議なことだ。

4

昭和四年には風呂がなかった。水泳ぎもなかったので人間はみな臭かった。蝿も、蚊もイナゴも、害虫もいなかった。人間と牛がおった。木も少しだけあった。松の木と桑の木があったが蚕はいなかった。だから絹がなかった。自分の子供は二億人から三億人いて先生や政治家をしているが、一人も面会に来ない。

月からニュースがあるのもアメリカから日本にニュースがあるのも、みんな不思議の神様が中をとっているからだ。NHKのニュースやニュース解説などは不思議の神様が書いて、それをアナウンサーが読んでいるだけだ。

（注　この日はアポロ十一号が月に降り立った日で、彼は言った。「月はつまらん、星の世界へ行こう」と）

5

昭和十五年に月の世界に三回行った。一回月を突き抜けて二回は上に昇り、そして一回はとても熱かった。不思議の神様が連れて行くのは速い、朝食を食べてから昼食までには帰れる。月には水が溜まって池みたいだった。ガラスの破片がくっついた石ころがあった。星の世界も朝ご飯から昼ご飯までには行って帰れる。「チュツ」という物に乗って行ける。星は地球と同じで、うっかりしていたら地球と間違える。不思議の神様にたのんで、星の世界を見せてもらったら、家は地球と同じで、中にいる人間が違っていた。フランスもあるしドイツも日本もある。不思議の神様は二千人生徒がいた。大きな家をインドに持っていた。

それから不思議の神様が昭和十年に海の水を煮た。そのころ、神様は魚を造っていなかったから、魚は煮えなかった。

それから、昭和四年に、蜜柑、桃、梨、バナナ、西瓜、茄子を神様がくれた。昭和七年ごろ、木を四本もらって植えたけど、これはいかん。みんな抜けた。

昭和十年に東京グランドが出来て、それから野球が始まった。

昭和十年に海の水をみんな呑みほした。十口くらいしかなかった。

自分も神様の力を借りて海の水を全部のんだ。総理大臣東條英機の前で、ゴクンゴクンと飲んだ。飲んだ水を吐き出したら元の海になった。

6

蛙や牛、猫、狼になったこともある。蛙になったらほかの蛙と話は出来なかったが喧嘩はした。噛みつかれたが蛙は歯がないから痛くなかった。

不思議の神様は人間も牛も百メートルにしようと思えば出来る。自分は十里の高さにしてもらった。体がボーッとかすんでいた。犬も猫も百メートルの大きさになったが、食えないから大きくする必要がないので、小さくした。

虎やライオンは食えもしないのに大きくした。それは人間を殺すためだ。稲も六尺にしたら人間の悪い奴が隠れるから駄目だ。木は周りが八十里の大きさにした。今度は自分も六尺になる。

7

大島へ帰るとき、不思議の神様から不思議の箱を買って帰る。うどんでも、寿司でも好物が幾らでも出るような不思議な箱だ。一億円の不思議の箱を買うと、一千万円の手数料を取られるので、自分は一万円の箱と百万円の箱と一千万円の箱をたのんだ。それは、食べたい物がなんでも出てくる不思議の箱だ。不思議の神様の会社から買うことにする。不思議の神様は偉い人で、誰にでもついているが、普通の人にはついているだけで、声が聞こえない。今、私が神様に話しかけると、あとで神さま同士が話をしてうるさくなるからしない。いちど神様を怒らせて物乞いしたことがある。十人の神様が常に交代して私のそばにいるのだ。

（注）不思議の神様の記録は、長島愛生園准看護学院二年生の実習時の記録を二年にわたってまとめたものである。中田氏は実習生から歩行介助を受けながら、またベッドサイドや日なたぼっこの場所などで、丸い顔をいっそう丸めながら、ニコニコ顔で話しておられる。生徒さんの来ない日は「話し相手」がいなくて寂しいそうだ。色白の布袋様が、両手を頭の上に差し伸べて独特のポーズをとり、恍惚とした表情で神を招き、神に語らい、祈っている姿に接するとき幻想（妄想？）に浮かぶ不思議の神様の存在を否定することに努めるよりも、盲目の世界に視えるという不思議な精神現象は中田氏にとってはあったほうがむしろいいのではないかとそんな考えに捉えられてしまう。精神医学上では許されないとしても……。この当時の愛生園の看護学校は准看護学院であったが、一九七七年進学コースの高等看護学校に昇格した。

遍路の旅

ライを発病したのは高等科一年のとき。眉毛が抜けた。高等科二年の夏、学校を中退して翌年の三月、昭和十四年、十四歳のとき四国八十八ヶ所へ、八十七番を振り出しにお母さんと巡礼に出ました。一回り（四国一周）五十日以上かかって六回半まわった。壮健（療養所言葉で健常者という意味）でお金を持っての旅なら面白かろうが、眉毛が抜けていたから辛い思いをした。

お母さんと三番の札所の前で別れて、お母さんがお寺の前から小さな影になって見えなくなるまで見送っていた。二十四番の足摺岬のお寺は十里の打戻りで、打戻りの道は野宿したこともある（打戻りは次の札所への出発所から歩いてまた同じ道を後戻りして出発した所へ戻ることをいう）往復二十里の道を歩いて元へ帰らなくてはならない。淋しくて悲しくてお母さんと呼んでは泣いて歩いた。無人のお堂や尼寺で寝たこともあるが、冬は寒くて寝られたものじゃない。

小松島十八番、十九番のタツミの地蔵さんの所を登っていたら駐在所があって、そこから警察官が「ちょっと来い」と言うので行ったらコンクリートの上に立たされて、回りのコンクリートを触ったら、「それを触ったらいかん」と叱られた。

警察に捕まって小松島の伝染病院に十日いて、そこから高松の沖にある大島青松園に送られた。

大島青松園

青松園では食事運搬や茶かす集めや残飯集めの作業をしたり、青松園は水が無かったので病室や、炊事場のポンプ押しを一日中一人で押していたこともあった。体が小さかったのでポンプ押しの仕事は辛かった。手のひらが豆だらけになったこともある。詰め所の小使いも長い間やった。売店の売り子にもなったが、字や算盤や人の好みが分からないので困った。

俳句会に入ったが、字を知らないので「なになにを」とか「なになにの」とかいう区切りが分からなかった。朝日新聞の文芸欄に佳作で入選したこともあったがどんな俳句だったのか忘れてしまった。アララギに入選した俳句は、

遍路笠秋風はらみよろめきぬ

もう一句覚えているが、これは自分が作ったものの中で、いちばん好きな俳句である。

紫雲英田を見尽くし遍路万願寺

後の句はみんな忘れてしまって思い出されない。「水上さんとは俳句会で知りあった」と言われる水上さんは愛生園に転園されていて、時どき中田さんを見舞ってくださる愛生園でただ一人の友人である。

お母さんは、毎月、月末に面会に来てくれた。昭和二十八年までは来てくれたが、それから来たことはない。死んだかも知れない。

昭和二十八年に静養室に入った。不思議の神様が「入るか?」と言われたが、嫌で入らなかったら、人が殺しに来ると言うので山の中に逃げ込んだ。夜になって腹が空いて、山から下りて捕まって静養室に入れられた。

静養室の生活はかなりよかった。静養室から不思議の神様の力を借りて実家へ帰ったり、星の世界へ行ったりしていた。

マリちゃんも隣の室にいたが、話をするようなことはなかった。マリちゃんも三年ほど星の世界へ行って遊んでいた。

いつもラジオの歌謡曲を聞いていた。好きな歌手は村田英雄さん、三橋美智也さん、東海林太郎さん、美空ひばりさんだ。野球は阪神だ。

愛生で良い点は、第一に風呂が良い、週二回は入れる。風呂は好きだ。第二に洗濯物がしてもらえる。第三に尻が拭いてもらえる、第四に散髪も一カ月に一回はしてもらえる。第五に佐々木さんも阪神ファンだから野球の話が出来る。

悪い点はご飯が少ないことだ。腹一杯食べたら目が見えるようになる。目が見えるようになったら勉強する。不思議の神様に昭和四十六年の年の初めに静養室へ帰してくださるように頼んである。愛生で死んだら「骨をとりに来るように」頼んでこなかったので、どうしても帰らなければならない。自分は四国の生まれだから、岡山の土にはなりたくないんだ。朝の四時に起きて神様にお祈りをする。お経を知らないから、

父母の恵みも深き　粉河寺
　　仏の誓い　たのもしのみや

身はここに　心は信濃の　善光寺
　　導き給え　弥陀の浄土へ

ありがたや　高野の山の岩かげに
　　大師はいまに　おわします

このご詠歌を百三十遍唱えると五時になるので、起きて洗面所で洗面して歯を磨く。水は冷たいけど気持ちが良い。

ああそうだ、今日は時計にネジを巻く日だ。病室の時計は十日目ごとに巻いて五の日に巻く日だから、婦長さん、あとでネジを巻いておいてください。

中田さん、今日は尊いお話を有難うございました。中田さんはこの病棟におられる資格がないので、神谷先生、高橋先生、病棟の看護者全員で不思議の神様に「中田さんを四国の大島青松園の一般内科病棟へお返しくださるようにお手配を宜しくお願いいたします」とみんなでお祈りします。近いうちにきっと良い知らせがありますから楽しみに待ちましょう。

＊

数日後、不思議の神様のお力で青松園から迎えの看護婦数名の乗った大島丸が、愛生園の桟橋に着岸しました。中田さんは喜んで「春の海ひねもすのとりのたりかな」の瀬戸の海を渡って四国は讃岐の国の小さい島へ帰って行きました。

その六　僕は大野連太郎

昭和三十四年十月三十日

案

長島愛生園園長　高島重孝

兵庫県衛生部長宛

無籍患者の送致経緯について（照会）

本籍　なし

住所　岡山県邑久郡邑久町虫明六五三九

氏名　大野　連太郎（仮名）

昭和九年十一月六日生（仮定）

入所年月日　昭和二十七年十一月六日　兵庫県送致
病歴　結節型　軽症　精神薄弱
右患者の就籍処理については、入所以来の関心事でありましたが、何分にも国籍の断定が困難であり、精薄である本人の口からは、何等の手がかりも得られないままに、今日に至っております。
しかしこのまま放置できる性質のものでもありませんし、更めて関係官庁とも接衝いたしたく思いますので、取敢えずその資料として本人の送致経緯をご面報願いたく照会します。

昭和三十四年十二月十四日
兵庫県衛生部長　五十嵐　義明

長島愛生園長　高島　重孝殿

無籍患者の送致経緯について
昭和三十四年十一月十三日長発第一五五七号をもってご照会になった左記患者の送致経緯につい

ては、別紙顛末書の通りでありますのでご回答します。

顛末書

昭和二十七年十月初旬、県立中央児童相談所より電話にて、舞子公園で収容した浮浪児が、聾啞者でしかも白痴のようである上、足裏に怪しい瘻孔があるので、如何処理するのがよいかと相談して参りました。とりあえず大野技師が本人と面接いたしました。推定十七歳くらいで、傍若無人とは正にこのことをいうものと思えるほど、周囲に対して無関心で一切の物音にも動じないし、話しかけても振り向くこともせぬ有様で、只古雑誌の絵を一心に見て時どきうす笑いを洩らしておりました。

足の裏に一見して明瞭な、らい性穿孔があり、一寸手を触れようとすると、非常な勢いで手を払いのけそれをかばいました。県立神戸医大の病院へ連行し、皮膚科の診察を受け「らい」と決定したので、愛生園に電話をもって、収容を依頼し、その翌日自動車にて送致の手配をしておりましたが、夜半に脱走してしまいました。その後一カ月を経た十月下旬、有馬警察署より該者らしい浮浪者を保護した旨の連絡があったので、さっそく大野技師を派遣しましたところ、本人に間違いないので、十一月六日まで再び児童相談所において保護し、自動車にて愛生園に送致しました。何分出身地も氏名も年齢も一切不明なので、とりあえず大野連太郎と仮称している由であります。以上申し述べましたように、本人の身柄に関しては現に生存しているという事実の外一切不明であります。なお収容当時の服装はスフ製の国防色児童服を着用しておりました。

以上

作業班長の巻

昭和四十五年度第五病棟役員

代表舎長　大藪　新太郎
副舎長　上田　政子（婦長）
男子寮々長　中原　武男
副寮長　内藤　光伍（看護助手）
女子寮々長　南條　マリ子

副寮長　　沢木　緑（看護婦）
作業班長　大野　連太郎
副班長　　松居　孝也（看護助手）
仝　　　　鍛冶　裕子（看護婦）
仝　　　　並河　愛子（看護助手）
仝　　　　富田　君子（仝）
仝　　　　岡山　琴枝（仝）

右の人たちを本年度第五病棟の役員に任命します。

長島愛生園長　高島重孝

一月のある日、右のとおり娯楽室の黒板に大書すると、五病棟の勤務者はもとより、これを読まれた人びとが「連ちゃんにもってこいだ」「ホー連太郎が班長か。これはいい」とさまざまな反応を示し、連ちゃんに賞讃の声援がとぶ。

代表舎長や各寮長にも、それぞれ好意のざわめきが起こるが、ひときわ連ちゃんに反響が大きいのは、大野連太郎がたぐいまれなる人物のためか。その反響を解明するために、作業班長の巻を書き進めなければならない。
連ちゃんは働き者である。働き者と言っても、そんじょそこらの働き者とはちょっと違う。一日中セカセカと動き回っている。連ちゃんのパントマイムで始まる朝の作業を、深夜勤務の看護記録からのぞいて見よう。

一月一日
七時前まで南廊下で掃除をしている。ドアを開けると、待っていたように出てくるが、鍵を持っていたため、食堂をうろうろしている。中原氏がチャボ鳥にエサをやるため、非常口を開けると、一緒にゴミ缶を持って出て行き、ゴミを捨てるとすぐ帰る。朝食がすむと、コマ作りに熱中している。新ちゃんがおデコに傷をつくり、出血していると詰め所まで連れてきて知らせる。

一月五日
三時、起こしに行くと、目をこすりながらメガネをかけて、トイレに行く。六時起床。洗面してから掃除をして回る。七時十分看護者のスキを見てゴミ缶を持って飛び出し、回春寮の海岸で、おもちゃを拾っているので連れ戻す。食後食堂の掃除をしたり、コマをいじっている。

＊ 連ちゃんは夜半十二時と三時に起こさないと、塩分を含んだ地図をかく。

＊ 連ちゃんのメガネはダテメガネ。

一月六日

三時、目をこすりながら、むっくり起きてメガネをかけてトイレに行く。六時起床。廊下各部屋の桟《さん》を拭いている。七時ゴミ缶を持って外に出るがすぐ帰棟。娯楽室をウロウロしていると思ったら、大藪君の頭をコツンとなぐる。コラッとおこると下を向いて、手を叩きながら椅子に腰をかける。

一月七日

三時、起こしてサングラスを渡すと、右手で敬礼してから受取り、そそくさとトイレに急ぐ。同じ敬礼をしてスースー言いながら、入り口の電灯をつけ掃除を始める。六時と間違ってしまった。

慌てて電灯を消し、布団の中へ押し込め戸をしめる。七時三十分無断外出。どこで貰ったのか、新しい食パン三枚持って帰る。(この日から時どきパンを持って帰る。無断失敬してそのうち文句がくるだろうと、内心ヒヤヒヤしていたら、沢田散髪屋さん宅へ行って貰ってくることがわかりホッとする)

一月八日

六時に起床を促すと、ありがとうと言うように、両手を合わせ頭を下げる。雑巾をもって廊下や桟を拭いている。ゴミ缶をさげて外へ出たらしいが、七時三十分帰棟。

一月十二日

六時起床。洗面をすませていつものようにゴミ缶を持って、診察室の窓から外出。七時三十分ごろ、洟水を出しながら帰り、おしめ出しに走り回り少しもじっとしていない。

一月十三日

朝食後、入浴室横の非常口からゴミ缶を持ち出したらしく、缶のまま捨ててきて部屋で寝ている。拗《す》ねているようだ。起こして缶を指差し持ち帰るようにゼスチャーするが、九号室を覗いたり、ゴミ箱の蓋を取るだけで知らん顔している。ふくれ面をしている。昨夜おもちゃを捨てられたのが原因らしい。

食器消毒所へ連れて行こうとすると、五病棟の坂の下から缶を持ち帰る。

一月十五日

六時過ぎから一所懸命に拭き掃除をしている。朝食後おしめ出しが気になるらしく、しきりにおしめの入れ物を指差す。八時三十分、食器消毒所へ半田さんと食器を持っていき、道中ドロンをしておもちゃ拾いに行った様子。

一月二十日

三時、布団をめくると、起きてトイレに行く。度のないサングラスが夜中でも必要らしい。五時半には朝の掃除で窓ガラスを、濡れ雑巾でベタベタ拭いている。拭かないよりはましである。河原氏のおしめ入れを廊下まで持ち出しているが、籠に入れるのを忘れて、ゴミ捨てに便乗して海岸へ行ったらしい。今朝は珍しい流れ物もないらしく、二十分ぐらいでスースー吐息をはいて帰ってくる。寒いらしく首をちぢめ、腰を曲げて走っている。詰所にいる私を見て急いで九号室へ、汚れおしめを取りに行く。終わると無断外出と手伝いを差引きしたのか、ゆっくり歩きながら、ニヤリとこちらを見たり、クスクス笑っている。思い出したように食堂の窓枠を拭きはじめる。朝掃除を残して無断外出したらしい。

一月二十四日

右手指の爪をだいぶはがしている。ナイロンの袋をかぶせると、その手で一号室の桟など拭いている。拭かなくてもいいと言うがなかなか通じないので、そのままにしておく。

一月二十六日

雑巾がけが終わると、汚れた雑巾をペタリと洗面所のふちに投げている。七時半、隙を見て脱出していった。八時になるがまだ帰らない。今朝は特別寒い朝であるのに。

一月二十八日
六時三十分、水で窓を拭き始める。雑巾を取りあげ手を振って、拭き掃除をしないように言うが、ポカンとした表情で食堂に行き、手持ちぶさたの様子であったが、時計作りを始める。

一月三十日
六時過ぎ、看護者の目を盗んで外出し、二十分ほどで帰棟する。朝、食堂の掃除をしたり、おもちゃを運んだり、忙しく動き回る。

二月七日
七時までおとなしく食堂にすわっていたが、玄関を開けるとすり抜けるように、スリッパのまま外出、二十分くらいで帰ってくる。玄関で持ち帰った拾い物を全部捨てさせる。スリッパも捨てる。機嫌をとるように室内の掃除を始める。

かくのごとく、連ちゃんは朝から大多忙であり、看護記録も以上のような状況で、延々と続くため中断する。

連ちゃんの作業内容を詳細に観察すると、この他に男子室の尿器更新がある。各室を回って排尿の処理をしてくれるが、検尿に必要な尿も、連ちゃんの手にかかって流されることがあるので、深夜勤務のナースにはありがた迷惑な行為である。

廊下のカーテンや病室の窓ガラスを開ける、冬の早朝はつめたい風が吹き込んで、就寝中の患者さんが叱っても、連ちゃんは聞こえないから、計画どおりに仕事を進める。窓ガラスや桟は、水分の多い雑巾でなでられて薄汚く化粧される。床もまた然り。乾拭きしているのでボンテンは都合が悪いが、連ちゃんは、わざわざ水気をたっぷり含ませて、タッタッタッと濡らして行く。

夏は全室電気蚊取器を使用しているが、連ちゃんが親切に集めて、管理室へ届ける。朝が早いため、あとは蚊の天国となる。

使用済みの汚れたおしめを集めて、玄関のおしめ籠に入れる。この作業は忘れる日もあるが、抜かりがなければ大助かりである。この集められたおしめは、日勤の男子看護助手が出勤して、そのまま洗濯場へ直行できる。忘れなければ百点満点やりたい。

最高点は屑籠処理である。ゴミ缶を持って各室を回り、屑籠のゴミを集めて、そのゴミ缶を持って無断外出につながるので、連ちゃんはその理由づけに、これだけは百点を取らなければならない。深夜勤務のナース諸姉も、最初の頃は気の毒がって「連ちゃん、ご苦労さん」と玄関を開けて送り出していたが、そのままドロンをされだしたので、警戒するようになったらしい。朝の勤務者の六つの瞳より、連ちゃんの二つの瞳が数段うわ手である。これは連ちゃんの、少々不足している脳細胞からほとばしり出た生活の知恵であろう。

集めたゴミは外のゴミ箱に移し、風の強い日は、薬包紙や小さい紙片を空中に乱舞させて、連ちゃんは回春寮の海岸目指して駆け下りる。

連ちゃんは自分の食事が終わると、すばやく箒とチリ取りを持って来て食堂の掃除を始める。未終了の方がおられても、おかまいなしであるから、勤務者が慌てる。テーブルや椅子を動かして掃いているが、不思議なことにゴミや、もろもろの落し物はほとんど残っている。左右前後へ、それらの物を移動させているようだ。連ちゃんには失礼だが、もう一度、丹念に掃き直さなければならない。

バケツに入っている食器を持って、看護助手の人と食器消毒所へ、一日三度必ず往復する。うっかりしていると連ちゃんがサッサとバケツを持って「コチカ、コチカ」と催促する。

洗ったおしめが返ってくると、おしめたたみを手伝う。一人でさせると四、五枚で飽きるが、看護者と一緒に行えば、百枚ぐらいのおしめたたみも最後までやりとげる。作業の合間に、「トオッ、タアッ、チャウ、チャウ、イー、イー」と指を折って、サービスするのを忘れてはいけない。

単純な仕事なら連ちゃんの右に出る者はない。ニコニコ笑って楽しそうに手伝う。洗濯物の入った大袋をかついで、玄関まで運び出す。ゴミ缶は一日数回外へ持ち出して、ゴミを捨ててくれるので、いつも綺麗だが、外のゴミ箱周辺は小さなゴミ屑で乱される。ケッテルの消毒出しや薬品の受領と、看護者と共に行動して一日中働いている。

夕食が終わると、配膳室の残飯容器の大きなポリバケツを、玄関先まで運び出すのを手伝う。連ちゃんに「コチカ、アー、イタカ、アー」と命令されている班員さんを見かけることもしばしばある。

残飯処理係の人（入所者作業の係）が、天びん棒をかついで、坂道を登ってこられるのを、連ちゃんは食堂で、おもちゃ整理をしながら待っている。姿が見えると「アチカ、コチカ」と玄関を指差し、鍵をあけろと要求。飛び出して係りの人に「コチカ、ウン、アチカ、ウン、トオッ、タアッ、チアウ、イー、イー」と指折り挨拶する。「連ちゃん、いつもご苦労さんだのう」と当番の賀川のおじさんや、尾本さんたちに声をかけられ、お互いに敬礼して容器を取り、急いで洗面所へ持って行き洗浄するが、これは連ちゃんに任せておくと、異様な臭気を放ち、不潔になるので勤務者は心せねばならない。

一日の作業の幕はこの残飯容器で終わるのだが、雑用は山ほどあって、廊下の点灯、カーテン引きとめまぐるしい。

玄関のカーテンは当直婦長訪問後、玄関まで送り出し、「ヤーヤー」と敬礼をして、カーテンを引く。人が代わってやれば、元の位置へ戻して引き直す。あとは九時までテレビの漫画を見たり、時計やコマを作ったり、回したり、絵を描いたり、連ちゃんのパントマイムは続くのである。

作業療法について

作業療法はその歴史も古いし、種々の治療法が発達しても、なおすたれない大切な治療法である。けれどもいまだに、科学的に十分理論づけがないし、制度などの点でも不十分であって、今後に幾つかの問題を残しており、いろいろの角度から、種々研究されている療法である。

一、幻覚や妄想については、それに対する関心をうすらげ、他の仕事に関心をむけさせる。

二、自発性の乏しい患者には、これを助長し、

三、興奮や拒絶などの激しい症状にも相当の意味がある。

実社会にうまく適応できなくなっている患者を、最も普通の生活の姿である働くという現実にタッチさせ、はめこんでしまうことが有効になる所以である。

愛生園の精神障害者は、高度の肢体不自由を合併している人が多いため、作業療法を行うことが、きわめて困難なのが、私たちの悩みであるが、連ちゃんは自分からすすんで、この作業療法を開発し、しっかりと身につけているといえよう。

気転のきくのは天下一で、仕事の出来栄えは、間が抜けていることもあるが「チリも積もれば山となる」である。

人を楽しませ欲得なしに働き続ける連ちゃんに、第五病棟作業班長の称号を贈り、その労をねぎ

らいたい。

ここに登場した第五病棟の愛嬌息子、大野作業班長を、よろしくお導きくださいますようにお願い申しあげます。

善意の人びと

連ちゃんはこまめに、自分の生活を創造し、その生活をとおして人びとの心をなごませ、笑いを提供し、連ちゃんの行くところ、明るく楽しい雰囲気が生じる。職員、入園者諸氏を見渡しても、このような雰囲気をつくる名手は、連ちゃんをおいて、まずいないと思う。身体的な悪条件にもかかわらず、連ちゃん自身が、日々の生活を楽しく、十分に満足して生きているらしいことが、連ちゃんにとって救いがある。日々の連ちゃんの独自な生活から連ちゃんは意織しなくても、人としての価値を能力以上に発揮し、共同生活に貢献している。これは、連ちゃんの天性のものもあろうが、入園直後の連ちゃんを人らしく育て上げた、まわりの人びとの陰の力があったればこそ今日の連ちゃんがある。連ちゃんに、人間らしい生き方の下地を作ってくださったこの人びとを私は「善意の人びと」として、連ちゃんに代わって謝意を述べ、ここに紹介させていただきます。

「恵みの鐘」をついて二十年、雨の日も、風の日も、鷲津さんの撞く清らかな鐘の音は、朝夕六時に、島の住人の心の奥にまで鳴り渡る。鷲津老人は、「恵みの鐘」と共に、敬虔な生活を送っておられるが、連ちゃんを慈父のように優しく、きびしく指導し育てられた人である。週三回午後二時には、五病棟の連ちゃんを訪問し、連ちゃんに、数字を教えたり、礼儀を躾けたり、鷲津さんの連ちゃんへの愛の奉仕は、「恵みの鐘」の音と共に続く。鷲津さんが謙虚に語る当時の連ちゃんの物語を、しばらく拝聴しよう。

「そうですのう、これが入園したのは、昭和二十七年の十一月六日で、入園した日が、これの誕生日になりました。高橋さんが、昭和二十八年の二月頃まで係りで世話をされました。いろいろとこれには苦労されたでしょうのう。その後わたしが代わって、これが胸を悪くして内科病棟へ入室したのが、昭和四十年ごろでしたから、十二、三年ぐらいでしょうかのう。初めてこれを見たときには、モノは言わないし、下ばっかり向いて、アゴが首についてしまやせんかと心配しましての、時どきアゴを上げてやりました。じっと上目づかいに人を見て、隅っこにうずくまっておりましたがのう」

「田中さんが、これを時どき外へ連れ出したり、映画を見に連れて行ってくれました。（田中文雄氏のことである）わたしは、あまり映画が好きでないものですから……。外へ出るようになってから、人に笑顔を見せるようになりました。きまって一病棟の前の水道の水を行き帰りに飲みました。今はあんなことをしなくなりましたのう。それからわたしが売店の買物に、これを連れて行って売店の人から、広告類をもらったり、拾ったりして、それを切って張り紙をする。これの部屋は壁から天井まで張り紙だらけでした。それがいつのまにか、それを見て書くようになりました。神谷先生が社会からクレヨンや画用紙を持ってきて、これにやりましてのう。色の使い方がわかりませんから、進歩はしませんのう」（神谷先生とは、精神科医の神谷美恵子医師のことで、愛生園精神科医療を創設し医療を高め、精神科のみならず、療養者の人びとの心の悩み等についての聞き役、アドバイスなどに心血を注いで当っておられたが、晩年は疲労蓄積、見るからに痛々しいお姿で、遠く芦屋の自宅を早朝に出て愛生園の診療を行い、一カ月に二回、二日間滞在されて帰って行かれたが昭和五十四年十月二十二日急逝された）

「それから時計を描き出しました。広告にあったでしょうな。描いているうちにほしくなったものか、これが少年舎へ行って時計を泥棒してきましてのう。少年舎のお父さんから知らせがあったときには、こりゃ困ったことになった、出てこなければわたしが買って、返そうと思っておりましたが、隠し場所も、こみ入ったところにゃ隠しませんからのう。……それから、また、少年舎から柏餅を盗んできまして、わたしのがありましたので、翌日返しに行きました。少年舎の古雑誌を貰いに、これを連れて行っておりましたから、あそこへ行けば、ものがあると分かっておったのでしょうな。浮浪時代の名残があったのでしょうのう」

「時計は描いておりましたが、人が古くなった時計をこれにやりましたら、喜んではめておりました。そのうち時計の絵を切ってびんの蓋のようなものを拾ってその中に入れて紐をつけてするようになりましたが、いつの間にか、バンドをするようになりましたのう。よう知っておりまして、義肢工場の西岡さんの所へ行って、作ってもらうそうですが、これが行ったら仕方ないですのう」

「数を教えたのは時計の後で、数の一つ二つぐらいのことは教えたいと思って、指を折って教えましたが、『トオッ、タアッ』と言うだけで分かっちゃおりませんのう。なんぼ言っても、指がうまい具合に折れませんで、私が『違う、違う』と手を横に振ったのを、これが真似をして、みんな私の真似をしております。五本折ったら『うまい、うまい』とわたしが手を叩くと、これは出来なくても自分で手を叩いております、手の叩きかたも段々上の方に行って、今では頭の上で手を叩いておりますのう」

「これがあるとき、『バカ、バカッ』と言い出しまして、アリァあ、これはモノが言えんことはないと思いました。バカは誰でも言いやすいでしょうかのう。仕事は別に教えたわけではありませんが、わたしが、朝、ボンテンかけをしておりますと、いつのまにかこれが使うようになって、雑巾がけも、見よう、見まねでするようになりました。まっさきに、自分の部屋だけボンテンかけして、これは自分の部屋は自分でしましたのう」

春の日差しよりも柔らかい、温かいまなざしで指をおりながら、連ちゃんを見守る鷲津老人の瞳は清らかにすんでいる。

薄暗い、日赤寮の一室で、熱心に「トオッ、タアッ」と教えている鷲津さんと、連ちゃんの姿は、いかなる名画よりも、美しかったに違いない。

鷲津さんの熱心な指導も空しく、一つが一で、二つが二という、初歩の数字を、覚えこむことは出来なかったが、連ちゃんはこれを、社交術の演技として身につけ、人間社会におどり出て、人に怯えず、誰はばからず、「トオッ、タアッ、イイー、チアウ、チアウ、イッツ、トオッ、イイー、イイー」と指を折り、手を叩き、喜び勇んでいる。この演技と時計が連ちゃんを、愛生一の人気者に仕立てたのだから、鷲津さんの努力は、立派に報われたのではないか。

鷲津さんの物語の中に、「善意の人びと」の横顔がうつし出されるが、入園前の、国籍その他いっさい不明の身障者、らいを病む無名の少年に、「大野」姓を名乗らせた、兵庫県の大野担当官も、また「善意の人」として、連ちゃんの魂に残る、永遠の人であろう（大野連太郎の名前は、大野担当官が無名の少年を連れて来たからに由来する）

長島愛生園精神科委託医、神谷美恵子先生は、「連ちゃんは、その無言の微笑によって、私たちを励まし、笑いをふりまくことによって、周囲の人を明るくし、生き甲斐を与えてくれる。あれほど、あらゆる能力を奪われている人でも、他人にとって、なくてはならない存在であり得る、ということの、貴重な例だと思います。まったく不思議な存在ですね」と連ちゃんの人間性を高く評価される。

神谷先生の、この素晴らしい連ちゃん像を、「善意の人びと」や、また私どもが知らない時に、知らない場所で連ちゃんが、恩恵に浴しているであろう「善意の人びと」に贈呈し、連ちゃんの、ご恩返しにさせて頂きたいのですが。

海岸は宝の山

第五病棟の玄関のドアを鍵で開けて、一歩足を踏み入れると、娯楽室兼用食堂で、右がわが管理室、左がわが配膳室である。玄関のドアに使用する鍵は一個で、外部や内部の出入りには、この一個の貴重な鍵を利用するより方法がない。そのためには、管理室の外に面した窓の下に鍵入れを備えつけている。通用口は玄関で、あとは非常口になっているから、用事以外は施錠して固く閉ざされている。一個の鍵が彼や彼女たちにとって、無断外出につながる穴場であり、勤務者には泣き所である。その穴場をたくみに利用するのが、ほかならぬ大野連太郎君である。その方法はまさに名人芸であって、鍵をあけて外出する姿を見ることは、一年をとおして三度とはない。忍びの者もネズミ小僧も舌を巻いているだろう。いかなる策を用いて、いつ開けるのか、この私などついぞ見かけたことがないので、ご披露できないのが残念である。連ちゃんの逃走に備えて、番人のように管理室に座っているが、その番人を娯楽室から監視しているのが連ちゃんだから、隙をつかれることはなはだしい。勤務者全員の隙をねらって、管理室の鍵を持ち出し、玄関を開け丁寧に施錠し置場所へ鍵を戻して、脱兎のごとく、否、野猿のごとく、風を切って逃げ出すらしい。ふとした気配でそれと知り、あわてて玄関へ出て見ると、背中を丸めて首をすくめ、両手を水かきのように左右へヒラヒラと振って、スッ飛んでいるうしろ姿は、はるか彼方の内白間《うちしらま》海岸である。ときたま五病棟の向かいの園芸部から声がかかる。

「連太郎は、もう行ったぞォッ。間にあわんぞォッ」

内白間海岸を起点として、連ちゃんの海岸あさりが始まるのである。目ぼしい収穫があれば一時間ぐらい、なければ長島海岸をくまなく歩き回るらしいので、三時間ないし四時間たっぷり。「連はまだ帰らないの？　別に悪いことをするわけでもないけど、時間が長過ぎるわね。昼ご飯も食べないでお腹が空かないのかしらね。放送部へたのむと、五病棟はまた逃がしたかと思われるだろうし、どうしよう、やっぱり……心配だから放送部へ頼もうか？」逃がした者の責任感より、逃げた者への恨みが募る。帰らない連太郎にブツブツ文句を言いながら、事務局の放送部へ放送を依頼するようになる。

「全舎の皆さん、五病棟の大野連太郎さんを見かけましたら、五病棟へ連絡してください」笑いをこらえたようなアナウンサーの声がスピーカーから流れると、五病棟の勤務者は恥いって小さくなっております。まもなく電話がなり出して「連ちゃんは〇時ごろ日出の海岸に」「長島神社の海岸」「奄羅《あんら》下の海岸」「相愛方面へ行くのを見た」「回春寮前」「崇信裏の小屋にいた」と親切な通報が続々と届いてくるが、連ちゃんの行動範囲が広く、時間を稼ぐより方法のないことがある。こうなれば婦長さんはイライラブツブツと落ち着かず「すこしみんなで気をつけてくれなくては困るワ。わたし一人ではこの関所は守られませんよ。内田さん、松本さん、見当つけて自転車で探しに行ってよ。拾ってきたものは汚らしくても取りあげないで持たせたほうがいいワ。全部捨てるから海岸へ行くでしょう。洗剤で洗わせたら綺麗ですよ。制限するばかりが生活指導ではないでしょう!! 針金もスパナもヤットコも持たせておくのね」理不尽な言葉で当たり散らす。しばらくの間、連ちゃん旋風が吹きまくる。帰ってきたらどう言って叱ってやろうかと、高まる感情のなかで、ヨカラヌ計画を立てていると、敵もサルモノ、ゴミいれ缶をさげ、玄関のタタキの上にうつむいて、両頬をあんころ餅のように、プーッと膨らませて立っている。ときにはタイル張りの玄関を、竹箒でゴシゴシ掃いている。これが連ちゃんのアリバイ工作である。このいじらしい連ちゃんの仕草を見ると、先ほどの険しい表情はたちまち笑顔に早変わりして、誰でも「連ちゃん、お帰り」と玄関を開けてやりたくなる。ふくれ面をして、トオッタアッと言いながら、人差し指を二本、頭の上に角を突き出して入ってくる。

角を立てたいのはこちらであるのに、連ちゃんに先手を打たれるとどうしようもない。三時ごろにガツガツと昼食を、四時過ぎには目を白黒させて夕食を食べる。野草のイガイガ坊主を、ズボンや上衣にいっぱいつけて、ナースや助手さんはもぎ取るのにひと苦労する。このみやげ物は、秋から冬にかけてとくに多い。

連ちゃんが天才的なひらめきを発揮して、抜けて行く先の長島海岸には、一体なにがあるのでしょう。春の長島海岸を連ちゃんとしばらく散歩しようではありませんか。干潟の海岸には、色とりどりの形も多種多様なプラスチック製品の調味容器や、台所用品、化粧瓶などが漂着している。赤、黄、緑、青、白と、豊富な色彩で色どられ、浜辺の万博である。小豆島、赤穂、大多府、日生、虫明、長島など、遠く近くの家庭から捨てられて流されて、辿りついた品々である。昔は古下駄、破れ靴など、みすぼらしい流れ物が多かったが、最近のは華やかで、流れ物にも生活様式のすさまじい変化を見ることができる。造花、手足のかけた人形、お菓子の景品、鶴、亀、蛇、蛙、とんぼ、蝉、蝶など、書き出せばきりがない。とにかく海岸は賑やかである。少々色あせて少々黒っぽく汚れているのを我慢すれば、このおもちゃなど、まだまだ使えるしろ物もある。ここに目をつけたのが、第五病棟の住人、大野作業班長殿である。無断離棟なるだいそれた行為をして、海岸の「拾い屋」と洒落こんでいる。この「拾い屋」は主として容器のフタ、びんのフタ、それにおもちゃ類をポケットにねじこむ。ねじこまれた拾い物は五病棟の洗面所で、洗剤で泡立てられ、当分の間、嫌われ笑われながら、連ちゃんの頭脳と技術に釣合った「自動車」「コマ」「時計」「指輪」「首飾り」

に生産される。生産された膨大な産業品は、一個も一台もゼニにならず、生産されて邪魔になる物体になり、焼却場へ送られて灰と化して、再び海の彼方へ旅に出るから、世にも不思議な物語である（注　現在は中央ゴミ収集所にて直接処理されている）。

ゼニ勘定を目先にちらつかせると、人間関係は複雑になる。連ちゃんはそこらあたりをよく心得ているのだろう。元手のかからぬ海岸の豊富な流れ物を材料に「コマ」をまわし、「時計」をはめ、バカでかく不細工な「首飾り」で身をやつし、左右数本の指に、「指輪」をはめ、それでも足りないのか指先には、ボールペンや万年筆のキャップなどを切り取って嵌め込んでいる。連ちゃんが身につける貴重な装飾品は、海岸の流れ物であるから、連ちゃんにとって海岸は煌びやかな宝の山に見えるのだろう。

海岸がいつまでも干潟であれば、連ちゃんも苦労はしない。満潮になり、波がザンブと押し寄せて、宝物は海の上にゆらりゆらりと散らばって行く。そうなれば連ちゃんは、干潟を探して遠歩きしなければならない。裏海岸の内白間が満潮なら、同一方向の海岸一帯は満潮の法則であるのに、完全主義者なのか、知能不足なのか、五十メートル先の港でも、千メートル先でも、丘を登り山を越え、干潟を探して歩くようになる。結果は長島のさいはて相愛海岸まで一目散に、背中を丸め、スースーフーフー息をはずませ、マラソンに汗を流す。「連ちゃんは満潮が分からないから可哀想ですね。あの姿を見るといじらしくなりますよ」と入園者の女性の方から、同情のこもった言葉をもらうことがある。長時間外出して、勤務者をやきもきさせるのは、自然の法則にも罪があるようだ。

勤務者が同行した外出の時は、かならず自分で帽子をかむり、白い運動靴を履いて颯爽と外出するが、無断外出のときは、無帽、上履きである。「あんなに海岸に行くから、そのうち連太郎が、千両箱の一つや二つは担《かつ》いで帰ってくるで」と慰めてくださる親切な人もおられるが、連ちゃんには千両箱など無用の長物である。千両箱はさておいて、暑い真夏の昼さがりは、日射病になってぶっ倒れているのでは……。毒虫にかまれて呻いているのでは……。のどが乾いているのでは……。雪の降る日は、寒さに震えているのでは……。とみんなそれぞれの心を痛めて心配している親心も知らず、連太郎は宝の山を求めて歩き回る。特に最近では念が入って、拾い物を、池や防火水槽で洗って、気長く乾燥するのを待っているらしいので、帰宅時間も延長するばかり。〝連太郎、今日はどこまで行ったやら〟加賀の千代女の心境で、みんなが案じて待っているのです。

連ちゃんの無断外出を防ぐ方法は、玄関の鍵を勤務者全員が持ち、配膳室や診察室の外部には鉄格子を張り巡らせる。玄関の鍵は現在作成中で、間もなく届くだろう。連ちゃんの無断外出への防備は、着々と進行しているが、鉄格子と鍵で象徴される精神病棟のありかたは、専門的に論議され改善されようとしている時代である。ましてやこの罪なき小さな逃亡者のために、がっちりと出口を固めて、連ちゃんの生き甲斐を奪ったら、連ちゃんはもとより、神谷美恵子先生が嘆かれるだろう。さてどうしたものかと悩み多いこのごろである。

連ちゃんと時計

とにかく連ちゃんは時計が好きである。大野連太郎の氏名を知らない人でも、「時計をはめて、トオッタアッ」と言えば、「ああそうか」とすぐ通用する。連ちゃんの一日は時計で明けて、時計で暮れる。六時前に起床。メガネをかけ、コーヒーカップに大切にしまわれた数個の時計を、左右の腕にはめてから、連ちゃんの一日が開始される。就寝前に、腕からはずされた最低六個最高十個ほどの時計を、几帳面に、時計バンドの紐とおしに一個ずつ通し、尾錠で止めつけ、丸めてカップにいれる。これを元に戻して一つずつ腕にはめるので、時間を要する大仕事であるから、早く起きなければならない。この時計なるシロモノ、時間の役目をはたすようなものを想像されたのでは、面白くない。文字盤だけの本物。時を刻まぬ古時計。瓶のフタに自筆で、文字盤を書き込んだ手製の時計。懐中時計ほどの面積を持った、超特大なプラスチックの時計。主として海岸の流れ物が連ちゃんの時計となって、二本の腕に燦然と輝き（連ちゃんにはそう見えていると思う）、連ちゃんがもっとも誇れる大財産として、愛生園では連ちゃんと共に、人気モノになっておさまっている。

連ちゃんの時計は、精密な機械を必要としないから、作るのはいとも簡単である。材料は前記の各家庭などで使用された、プラスチック製の瓶類のフタや、調味容器で、たまに金属性の王冠もある。この品物がきちんと一つにはまらなければ、時計にならないから、大小さまざまな物が用意されている。手元にあるスケッチブックに、サラサラと時計の絵を描き、鋏で切りとってフタの中にはめこみ、上ブタ下ブタをきちんとはめ合わせると時計になる。時計バンドは、これも拾い集めた物の中から、それらしいものを選び出し、針金で止めつければ一丁あがり。バンドが気に食わねば無断外出して義肢工場へ走りこむ。ここには優しい西岡技師がおられて、連ちゃんの要求通り裁ち屑の皮材料から、お見事な時計バンドを作製してくださる。ときたま西岡技師から、「連ちゃんが来て仕事にならないから、連れに来てもらえませんか」と電話連絡を受けることもあるが、ほとんど連ちゃんの要求は、まかり通っている。時計は粗末でも、バンドは本物で、不釣合いな連ちゃんの時計は、知らない人には「アレ」と思えるらしいが、すぐばれる。

この時計を、左右の腕に四個ないし五個ぐらいずつはめ、得意満面として、袖口をたくしあげ、「コ、コ、コ」と見せびらかす。物量にモノをいわせて、他人がどんな高級時計をはめていても「僕はこんなに持ってるぞー」と言わんばかりに比べてみる。「こんなに時計が好きなんだから、一つ本物をフンパツしてやれよ」と言われる人もあるが、連ちゃんは本物でも、手製でも、時計は同じという考えらしい。見分ける知恵もないらしい。入園者の方や、職員の方から、古くなった時計を連ちゃんにと届けてくださるので、時計に不自由をしないほど所有しているが、作ることが楽しいらしく、毎日、時計の絵を描き、時計作りにいそしんでいる。

連ちゃんは欲ばりで、数ある時計も、人に分けてやろうとはしない。たまに腕にはめる位置が手ぜまになったときには、とりわけボロの時計を勤務者に贈呈しようとするが、バンドは垢じみて、黒く汚れたオンボロ時計は敬遠され連ちゃんに無理やり腕に巻かれ、悲鳴をあげている。そんなときの連ちゃんはキョトンとした顔をしてみつめている。連ちゃんが作った時計は、千の上を出ているだろうか。また描いた時計は万を越しているだろう。毎月スケッチブック十冊（三百枚）を購入するが、時計の描かれていないページはない。スケッチブック以外の広告用紙や古雑誌、連ちゃんのシャツや、ズック靴、帽子にまで時計が記入されている。丸を書き、一から十二までの数字が記入されているだけの、単純な時計ばかり描いていたが、最近になってメキメキ腕をあげ、装飾的な時計が描けるようになった。絵の上手なナースや、松本助手の指導にもよるらしいが、下手な鉄砲も数打ちゃ当たるの譬えどおりか、誰が描いたのか、見分けのつかないような時計がある。連ちゃんは自分が時計が好きなら、人もそうだと思っているのか、必ずスケッチブックを差し出して、時計を描けと強制する。管理室にいると日に何度も入ってきて時計を描かせる。面倒になって、原型だけの時計を書いてやっても、ニコニコと満足している。

数字もうまくなって、一から十二までは右まわり、左まわりでもさっと書きあげる。しかし世の中はうまくゆかないもので、鷲津さんが数字の横書きを何年越しで指導されているのに、一から十までの配列ができない。たいてい八が抜けたり九が抜けているが、ここで笑っては連ちゃんに相すまないばかりか、数字を知っていることが、大いに役立つことがある。タオルやおしめに、五病棟の五を記入させると、連ちゃんは喜んで、何枚でもマジックペンで書いてくれる。なんでも知っていることは、有難いものである。

連ちゃんは作るものの描くものが、時計ばかりとは限らない。絵にもいろんなものがあって、かすかに聞こえる右耳へ、大声で「シュッポ、シュッポ」と、汽車のゼスチャーをすると、石炭車の貨車を描き、「ポーポーカモメ」と手をヒラヒラさせれば、波の上にお船が浮かんで、お船の下には魚が三匹、日の丸が立って煙が噴き出し、空にはカモメが飛んでいる。ナースの似顔絵も描くが、十人描いても同じ顔で、美人でないから公平である。看護衣のポケットには「大の」とサインするから、気がきいている。事務局の好意でカラーテレビが寄贈になってから、鳥や動物の漫画も描くようになった。犬や猫には眉毛をつける。連ちゃんのスケッチブックも賑やかで楽しい。機会があれば、長島美術展に出品させていただいたらと思っているが。手工品も時計とは限らず、コマ作りも得意中の得意であるが、これも時計と同様、連ちゃんのコマである。材料も時計の類とあまり変らないが、ただ一つ、軸がなければコマにならない。連ちゃんの芸術品は安上がりにできているので、赤い塗り箸、不用になったボールペン、鉛筆、古釘など、軸に使えるものならなんでもよい。コマの胴体は、時計と同じく二つにかみ合って、一つのコマになるので、材料も種々雑多なものが数多く用意されている。このコマはグルグルとよく回るから不思議である。余談だが、コマの種類も数々あって、地ゴマ、喧嘩ゴマ、内ゴマ、からくりゴマ、相撲ゴマ、飾りゴマ、花ゴマ、飛び出しゴマ、夫婦ゴマなど、日本の伝統民芸品として数々あるそうだが、連ちゃんのコマはどの部類に入れても、つまはじきされそうなので、天才ゴマと命名しておこう。天才ゴマはよく回る。連ちゃんの真似をしてコマを作ってみるが、ガタガタゴトゴトと音だけすさまじく、私のコマは回らないので、連ちゃんは妙な顔をして見ている。

連ちゃんの自動車が、これまた逸品揃いでこれも妙チキリンな豊富な材料に、車が一個から三個、四個とついている至極簡単なもので、本人はポーポーといっているから自動車のつもりでいるだろう。イヤハヤ、大砲、リヤカー、大八車と言ったほうがぴったりだ。首飾りは、これまたこっけいきわまりなく、時計を描いたプラスチック製の小バケツのフタや、湯タンポのパッキン、醤油差しの蓋、空き缶、土瓶敷などはましなほうで、ハート型をして、細長いチューブがついて透明な、と書けばお分かりでしょうか、イチジク浣腸器である。これなど不潔な連想をたくましくするので、ナースが飛びあがって、びっくりして、ひったくる首飾りである。このこっけいな首飾りは外出のときは、はずしてくれるので助かる。指輪に至っては、読者の方々にご想像願わないと紙数が無い。

連ちゃんのこの癖は、学問的には収集症というらしい。ものの本によると——やたらにつまらないものを集めておくこと、収集癖ともいう。物を集める癖で、古本、新聞、小石、梅干の種など、なんでも集め、所持品の中にしまいこんだり、たいせつに持ち歩いたりする、痴呆状態や、精神薄弱の患者に見られる。たいてい集めるのはつまらない品物が多く不潔になり易いので、たびたび身の廻りの整理をしてやりながら、矯正に努力しなければならない——という。

小石や梅干の種など持ちこまれたら、全く始末に困るが、連ちゃんの収集癖は、かわいらしくて、笑いの種になる品物である。なによりも連ちゃんが、作ることを楽しみ、作り出された品々は、連ちゃんが誇り得る最大の宝物であるから、無情なことはできないが、あちらこちらと散らばっていると、不潔になったり見苦しいので、整理上涙をのんでひとまとめにして、連ちゃんに内緒で、焼却場へ直行する。この日は連ちゃんにとっては受難の日である。そして連ちゃんは海岸へと脱出して行く。

生活指導

生活療法における看護――精神医療において使われる治療方法には、化学的、物理的療法を主にした身体的療法と精神的な接近に重点をおく精神療法がある。精神療法には狭義のものと、広義のものがあり、広義には生活療法（生活指導、作業療法、レクリエーション療法）や環境療法などが含まれる。これらの精神科における種々の治療方法が強調するところは、患者がふたたび社会に適応し、生活することができるようはたらきかけをすることにある。日常生活に直接的、継続的に果す看護の役割は大きい。

生活指導――ほとんどの精神疾患患者は多かれ少なかれ、日々の生活を円滑にすすめるうえに障害をもっている。したがってすべての生活場面で個々の患者の、そのときそのときの状態に見合った方法で働きかけが行なわれなければならない。生活場面のできる看護婦は、患者の生活態度や行動を手がかりに患者をたすけ、生活適応に導く主要な力となっているのである。

患者に適した有効な働きかけとするためには、まず看護婦が専門的な接近の技術を習得することが肝要である。生活指導には一次的なものと二次的なものがあげられる。

一次的な生活指導には、起床、排泄、洗面、歯みがき、更衣、結髪、食事、居室の清潔、持物の整理、整とん、入浴、手足の清潔などの基本的な行為への援助が含まれる。

以上のように生活指導とは起床から就寝までの一貫した生活動作のながれを、正常な人が行なっている日常生活の範囲内へ、導入するように援助し、はたらきかける方法と解釈していただければ、連ちゃんの生活指導を書きすすめる上に都合がよい。

連ちゃんに一つの新しい生活動作を試みるときは、手足をフル運転してのゼスチャーを根気よく続けてゆけば、連ちゃんはいつのまにか見よう見まねで実行してくれるようになるから、指導する方も面白おかしく、楽しみながら演技している。具体的な例をあげて説明することにしよう。

就寝前の寝巻の更衣について、昨年の夏――ステテコ姿で就寝するため、パジャマの着衣を指導（夜勤ナース）一日目、小首をかしげていたが猛烈な力で振り捨て着用せず。二日目、同じく手にとり押入れに放りこむ。三日目、新ちゃんのパジャマ姿を見ても納得せず。四日目、ふとんの上に投げつける。五日目、手にとって臭いをかぎ、パジャマの下ばきをはく。六日目、下ばきをやめ上衣を着用。七日目、上下とも着用し就寝する。現在では午後六時過ぎにはパジャマに更衣し、高校生の制帽をかむって娯楽室で遊んでいる。

洗面、歯みがき――起床したら直ちに洗面と心得て、素早く水で顔を濡らし、歯みがきも手っ取り早く行なう。タオルや歯刷子の置き場所は自分で所定の位置をきめているから、他人の物を使用することはない。

食事――配膳手伝いをしてから食事にかかる。各自の指定席を指で示せば、間違いなく届けるが、お膳の正面は正位置ではない。食事マナーはとてもよく、少量ずつ丹念に口に運ぶ。好き嫌いが多く、ときどき食事介助によって容赦なく口内に詰め込まれている。フーフー満腹のゼスチャーをしても、適量だけは食べさす。食事が終わると箒、チリ取りを持ってきて、後かたづけを始めている。

おびただしいガラクタ物の所有財産の置場所は、自室娯楽室ともきまっている。この所有財産は午前、午後と移動する仕組になっていて、午前の部に陳列される品々は、大中のコマが中央テーブル、小のコマは東窓がわのテーブル、スケッチブック、ペンタッチ、クレヨンなどは中央テーブルの右寄り。午後の部はその上に、自動車のおもちゃが参加し、夕方になればヘリコプター、りんご娘、ガラスケースの小鳥のおもちゃも加わって、それぞれの位置にポーズをとっている。三百六十五日この位置は変らないので、下手な手出しをしたら、猛烈なお叱りのあることを知っておくべきである。高校生の制帽は自室前非常口のドアのノブに、外出用帽子は娯楽室カウンターの柱ときめている。連ちゃんが整理できる持物は以上のようなもので、これ以上望むのは、連ちゃんに酷であろう。

就寝の準備——八時になると夜勤者が、左手を真横、右手を垂直に上にあげ、その右手を右耳下にあてがって、オヤスミのゼスチャーを行なうと、連ちゃんは所有財産の店ジマイを始めるが、この三角のゼスチャーのどちらかの一形を怠ると、連ちゃんにやり直しを命じられるのだ。満足なゼスチャーを得ると連ちゃんの動きが忙しくなって、ガラクタ財産を両腕にかかえ、自室へ何度も往復する。ひとまとめにするような用具を備えると連ちゃんの気にさわるので、手出しは禁物である。運搬が終了すると、小やかんにお茶をもらい娯楽室とはオサラバであるが、連ちゃんの就寝儀式はこれからであって、洗面を行い、濡れたタオルで足を拭き、自室の電灯を消し、枕元に正座して、腕時計を一つずつ丁寧に整理してから就寝になる。この腕時計の整理が大仕事であるが、貴重な財産だから、連ちゃんはその労力をけっして惜しまない。時計バンドで白黒の縞模様に染まった両腕を、ピンクの布団の上にのっけて眠っている連ちゃんの顔は天真爛漫である。連ちゃんの夢路は十二時、三時に夜勤ナースに破られて、メガネをかけてトイレに行く。

排泄――大と小に区分けして、大の方（うんこ）の有無を連ちゃんに問うのは、ゼスチャー上も無理な話であるから、これは娯楽室に用意されてあるチリ紙を連ちゃんが、必要数だけ持って、トイレに走りこむのを見届けて判別されるようになっている。

小の方（おしっこ）のこの指導はまことに楽しい。連ちゃんは遊び過ぎたり働き過ぎると、生理現象の注意力が散漫になって、ときたま水源地あたりにおしめりを見ることがある。だいたいの時間を見計ってゼスチャーで教えるが、始めの頃はこのゼスチャーが難題で、男子看護助手に依頼したら、実にリアルな演技をしめし、連ちゃんはそれとすぐ察知でき、以後女性の勤務者でもシーッと掛声を出し、両手を合わせてサッと前に突き出せば、連ちゃんはクスクス笑って、かけ足でトイレに行く。このゼスチャーを続けて何回か行なえば、三回までは付き合ってトイレに往復するが、四回目は手を横に振って行かない。自発的に尿意を知ってもゼスチャーをしめせと催促されることがあるので、連ちゃんもからかうことは知っているらしい。

入浴――週二回の入浴日はかならず知っている。連ちゃんは早朝からかけずり回っているので、風呂タンクから吹き出している蒸気を見て、入浴日と判断するらしい。朝の申し送りが終わると、自室の戸棚から、パンツ一枚、ズボン下一枚、シャツ一枚、タオル一枚管理室まで持参して、点検を依頼する。破損やゴム切れなど点検し、敬礼をして渡してやると、入浴室に直行するが、真夏に、真冬のぶ厚いシャツなど持参され、衣類管理の不備をつかれることがある。入浴室では時計儀式を就寝前と同様に行ない、洗髪、身体洗いも三回ほど繰り返し、背中を流してもらうと、クスクス笑って手をたたき、敬礼し、感謝の意を胸が熱くなるほど演じてくれる。

言葉——連ちゃんと完全に通じ合う言葉はアマ（雨）、トオッ、タアッ（一つ、二つ）、ワンワン（犬）、ニャオ（猫）、マンマ（ご飯）アッタマー（頭）、テェー（手）アチ（足）、ミンミ（耳）、メエー（目）、ブーン（飛行機）、バカッ（馬鹿）などである。雨は完ぺきな言葉で雨降りの日は外をさし「アマアマ」と言っている。犬は連ちゃんのもっとも嫌いな動物で、犬殿も連ちゃんを見かけると、「ワンワン」吠えかかり、犬猿ならぬ犬連の間柄である。猫は連ちゃんと相通ずるところがあるのか「ニャオ」と追っかけ抱きかかえている。スケッチブックには眉毛のついた猫がよく描かれている。「バカッ」はなぜか適材適所の言葉として使われ（?）新太郎がよく浴びせられている。

五病棟では禁句の言葉であるのに。頭、耳、目、手、足は比較的最近覚えた新語であるが、まだまだ未完成で「メェー」が手に、「アチ」が耳になったり、いよいよ怪しくなるときは「コンマ」「トンマ」に飛躍する。「アッタマー」と言うときは、頭を右手で二つ叩き「アッタマー」と言い、そのあと五本の指先を頭上でグルグル回し「パー」と指を開く。続けると「アッタマーパー」になってしまう。これは教育の行き過ぎで、一旦覚えたものを矯正するのは大変至難な業になる。「アチ」は左手で大腿部を威勢よくたたき「アチ」になるが、連ちゃんは相手がなければ、これらの言葉を発しないので、相手共々二人のやりとりを眺めていると微笑ましくて楽しくなる。連ちゃんは会話ができなくても、連ちゃんも私共も、全然不便を感じないから、連ちゃんの存在はマカフシギである。

このように連ちゃんの動作を書き綴ると生活指導の定義とは相反するようにも思えるが、連ちゃんがしめしている日常生活のひとこまずつの動作には、あらゆる人びとが発案して教示した歴史の源があると言えるでしょう。そのかくされた歴史の源が、生活指導の始まりであって、個々の生活動作の概念を理解する能力には欠けているが、連ちゃんは愛らしくけなげに、健康的な日常生活を演技していることを理解していただけるならば、生活指導の定義と連結されるものと思います。

僕は大野連太郎です。「アチ」が足になるように、「ミンミ」が耳になるように「トオッ」が一になるように、僕はがんばっています。〝五月のそよ風〟のように、さわやかな存在であることに胸をはって。

五病棟のテレビ

『愛生』誌の新年号が届けられた昨年の十二月の末、私は新ちゃんにそっと『愛生』誌を差し出した。彼に対して妙な照れくささとうしろめたさを感じながらも、彼の反応をたしかめたいような気持を押さえながら「これにね、新ちゃんのことが書いてあるの。見てくれる?」と彼の顔をおそるおそる仰ぎ見ると、「うん、もう見たわ、アッハハハ……」とカラカラと笑いとばした。この笑いによって私はホッと救われたような気分になった。「どんなことが書いてあったの?」「僕のことが書いてあった。……まあぼろしのォ、影をを慕いて……」あとは何も言わずに左肩を落して歌いながら、テーブルのまわりをぐるぐる廻っていた。そして一月中旬頃と記憶するが、「盲人会だより」が園内放送のスピーカーから流れている。聞くともなしに聞いていると、「新ちゃんのこと」が、やさしい女性の声で語られている。アレと思いながら新ちゃんを見ると「僕のことを言っているワ」と言いながら窓を開いて大空に向かって「アッハッハハハ……」と可々大笑。それにつられて私も「アッハハハ」としばらく笑いが止まらなかった。それから数日後、病棟係の松村さんが五病棟へ用事で見えられた。新ちゃんに会うと「新ちゃん、良くなったね。この間放送で新ちゃんのことを聞いたよ」と優しい言葉をかけると「僕が新ちゃんです。『愛生』誌に出ていた新ちゃんです。放送でも僕のことを言っていたあの新ちゃんです。よろしくお願いします」とペコペコ頭をさげて挨拶し、松村さんをいたく感激させた。新ちゃんはどこまで読んで、どこまで聞いて、なにを感じたのか、なにも語ってくれないが、私は新ちゃんのことを書いてよかったと思うようになった。

新ちゃんは五病棟の代表舎長である。ときには婦長さんから「そんな悪いことをして。新ちゃんは舎長さんでしょうッ」と頭のテッペンから声を張り上げて叱られることもあるが、舎長ならではと褒められることも多い。見事、舎長の重責を果した大藪新太郎君の物語を、最終回にあたって報告し、彼への理解をより深めて頂きたいと思います。

鉄筋建ての五病棟の夏は暑い。山に面してコの字型に建てられているせいか涼風には縁が薄く、その上西日がいつまでも意地悪くギラギラと居坐って温めているから、扇風機は一日中唸って汗をかき、みんなはアセモの親分に悩まされる。この頃になると五病棟では五時から六時半まで、夜の散歩と称して当直者と共に、そぞろ歩きの時間にあてる。散歩地の希望を聞くと圧倒的に「船越の桟橋」と答える。理由は「船が見たい」「職員地帯へ行くと胸がスーッとする」という。この言葉には真理がある。職員地帯は子供や主婦や、私服姿の若いナースたちが三々五々と、その姿は活動的であり、人の動きに変化がある。が、患者地帯はやはり静寂で変化がない。変化がなければ味気ない。味気がなければつまらないなどと、いつまで書いてもキリがないので話は元に戻そう。彼らが好んで活動地域へ行きたい気持は痛いほどよく分かるが、〝五病棟の患者が船越橋を渡っていた〟〝船越公園のベンチに腰をかけた〟というような苦情とも小言ともつかないような雑音が耳元に囁かれると、その度に「渡って悪い橋なら架けなくてよい」「腰をかけて悪い公園のベンチなら、廃園の立札を立てて焼き払え」と髪の毛千本ほど逆立てて、いちいち反撥するのも面倒になって、静寂地帯が専ら散歩地域となっている。さて物語はここから始まるのである。

ものごとは、ひょんなはずみで、ひょんな方向へ発展することがある。『愛生』誌四月号（昭和四十四年十二月）の患者自治会決定事項の一部に、カラーテレビ購入設置に関する件「設置場所第五病棟」と記述され、五月号には（四十五年一月）カラーテレビ購入に関する件「設置場所第五病棟に設置する」となっている。ひょんなはずみでひょんな方向へ発展するとは、第五病棟に設置されたカラーテレビのことである。

散歩地に限界がきた昨年の九月頃のこと、崇信の集会場にあるカラーテレビの観賞を思いついた。テレビは白黒の映像で映るものと信じこんでいた彼たちは驚いた。なかでも大藪新太郎君の衝撃たるや「天然色テレビは綺麗やな。なんで五病棟にはあれへんの？」と大きい。当時の五病棟のテレビは天井近くに据えられて、アゴをあげて口をあけ、無理な姿勢で見るようになっていて、おまけに故障続きときているから、天然色テレビへの憧憬は理の当然である。「婦長さん、天然色テレビ買ってェな。色つきテレビが見たいわ。高いんか、なんぼうするの？」とねだられるようになった。

「十五万円ぐらいやね」

「ウァーそんなにするん？」

「新ちゃんの九千億兆万円で買ったら？」

「あかんワ、あんなんでは買われへん」

「ほんなら新ちゃんの貯金で買おうか?」

「うん、そうしてェな。いつ買ってくれる」とこの問答が数日間に及ぶと、彼の望みに応えてやりたい気持がもぞもぞ動くのが人情というものであろう。総婦長の名言に「庄屋の娘も言わにゃ分からん」というのがある。この庄屋の娘を想い出した私は、言えばわかるその筋をあれこれ考えたが、その白羽の矢は自治会事務局と的をきめた。新太郎君に伺いを立てると「行ってたのむワ」と彼の決意も固く、彼に見合った陳情書をしたためて彼の懐に忍ばせ、新太郎、連太郎を伴った同行三人の陳情団は、事務局の玄関を恐々くぐって行ったのである。

「こんちワー、陳情に来ました。厚生委員おられますか?」

「ああ五病棟か。なんの陳情?」

「五病棟の代表が来ていますから聞いてやってください。さあ新ちゃんたのんでごらん」

と、内心、新太郎うまくやれよと、祈るような気持をこめて彼を促すと、懐の陳情書を取り出して、高瀬厚生委員(高瀬さんは、自治会長、全患協会長も歴任された自治会の重鎮)の前で顔を赤らめながら、訥々と次のように読みあげた。

「僕たちは訴える力は持っていませんが、見る力は持っています。僕たちも天然色テレビが見たいです。僕たちにも色つきテレビの綺麗なテレビを見せてください。お願いします。第五病棟代表大藪新太郎」

読み終わってホッとしたのかうな垂れてじっと下を向いている。この彼のいじらしい姿が高瀬厚生委員の心を打ったのか、

「ああ、そうかそうか、よく読んだね。ほんとになぁ、五病棟のような所に買ってやりたいなぁ。みんなで相談してなんとかしましょう。ご苦労さん」

高瀬厚生委員の目も潤んでいる。この誠意あふれる回答に期待をこめながら、同行三人の陳情団は事務局を出て、購買部でアイスクリームを買って、分館の上の松林に腰をおろし、アイスクリームを食べながらの話です。

「新ちゃん、よく読んだわね」

「フフフ……」

「もう婦長さん、びっくりして引っくり返りそうだった。新ちゃんはやっぱりエライわ、婦長さんの子やもんね」

「フフ……、天然色テレビを買ってくれると思うか?」

「新ちゃんがたのんだもの、買ってくれるよ。買ってくれなかったらどうかしているわ、そのときは婦長さんが買ってやる」

「フフ……、僕な、読んでるとき胸がドキドキしたわ」新太郎は安心したのかせわしく口を動かし、

連太郎は鼻の頭にアイスクリームがぺったりだ。ささやかな慰労会をしてから一カ月後、高瀬厚生委員が五病棟を訪問して「新ちゃんが一生懸命に読んでいる姿をみて涙が出ました。僕たちもたしかに五病棟のことは忘れていたんだ。いけないと思うよ。評議員会にはかったら、圧倒的に賛成してくれたからね。寄贈があれば五病棟へまっさきに持って行くから、それまで待っていてください」と自治会からの待望の答が新太郎を喜ばせた。そして十二月二十三日の夜、クリスマスプレゼントとして事務局から、新品の十九インチ色つきテレビが五病棟の娯楽室に届けられたのである。娯楽室は一段と活気が張り、連太郎は漫画の時間になると、私どもの、手を引っ張っておしえてくれるほどの喜びようであった。十二月三十一日の夜は娯楽室を午前一時まで開放することにした。紅白歌合戦が始まると歓声をあげ手を叩き、このプレゼントに最大の喜びと感謝がおくられたのです。紅白歌合戦終了後、新太郎のたっての望みにこたえて、除夜の鐘を撞くため彼と光が丘に登った。鷲津さんの合図で、新太郎は瀬戸の海に響けとばかり、力いっぱい鐘を撞いた。撞き終わって一礼し、

鐘楼堂の階段を一段下りたとき「あっ元日になったわ。僕四十歳になった。明けましておめでとうございます。今年もよろしくお願いします」と深々と頭をさげて、清々しい年頭の挨拶が新太郎君からおくられた。昭和四十五年一月元旦を、私はこんな素晴らしい光景の中で迎えたのである。

ひょんなはずみから、美わしい発展へと展開した五病棟のテレビは、娯楽室に豪華な輝きを放っている。テレビが届いたとき金網か枠をはめて、破壊防止の手段を考えたが、管理的より治療的雰囲気であれと強調される現代の精神医療の流れにそって、相互の信頼関係を破壊するような、ものものしい防止策はとりやめた。器物的な防止を行うよりも、みんなの良識を信頼し、人格の尊重を優先することがもっとも大切な破壊防止対策の道であると信じるからです。現在は見やすい位置で、アゴをあげることもなく、みんなとテレビは、ほほ笑み合っています。巷では「五病棟はいいことをした」と評判になっているらしいが、ほんとうに「いいことをした。してもらった」と私も思っています。……また暑い夏がやってきた。

鍵について

「僕は大野連太郎」君は、もちろん何も言えないので、読者の方から寄せられたご意見を大野君の代弁としよう。それは大野君がもっとも言いたい切実な言葉であるはずですから。「なぜ連ちゃんに鍵が必要か?」――。私は声をあげて答えます。「ありがとう、その声の聞かれる日を連ちゃんのため、いえ、五病棟のために待っていました。第五病棟の彼と彼女たちは一貫して『なぜ鍵が必要なの?』と訴え続けていたのです。訴えさせていたのです。鍵は内から外に向かって開けるより、外から内に向かって開けることが難しいのです。開放(解放)とはそんなものではないでしょうか。外からの愛情と理解こそ、彼と彼女たちを開放(人間に使用する言葉としては適切ではないような気がするが、精神科では鍵をさすので開放とつかわれる)するもっともたいせつな条件です。内ではそれを待っています」と。

開放管理制――昔から精神病院では、病棟に鍵をかけ、窓に格子をつけて特別の場合のほかは、患者を外へ出られなくしておく方法がとられてきた。しかし、(一)かなり病状がよくなってきている患者には、社会復帰の準備として、入院中ではあっても行動の自由を病棟内だけにしないで、一般社会生活に近いかたちの日常生活を送らせるほうがよいこと、(二)たとえ慢性陳旧な患者でも、病棟内にとじこめておくとかえって悪い影響(これをホスピタリゼーションともいう)があり、できるだけ行動範囲を広く自由にしたほうが好結果が得られること、などが研究されてきて、近年鍵をやめ、格子も取って、普通の病院の病棟に似た姿とし、患者に、病棟内外の出入りを許し、開放感を与える方法が進められてきた。

この診療看護のしかたを「開放管理制」と呼び、このしかたの病棟を「開放病棟」という。開放病棟では、患者の活動範囲が広くなるので、看護のしかたも閉鎖病棟とは性質が違ってくるし、また全般に一般科の病棟と、同様な病棟管理が必要になってくる。

以上が閉鎖と開放の要点であるが、私が言いたいのは、第五病棟は開放病棟の管理制をとっていますから、とりたいのでみなさんたのみます、ということです。原稿用紙と何カ月間も組み合って、彼と彼女たちを紹介しなくても、わずかの行で精神病棟の管理制について、上記の文を借用し掲載すれば事足りたかも知れませんが、精神障害者の実態を知っていただくことにより、そこから理解と協力が得られた姿で開放体制をとれば、より治療効果があげられ、彼と彼女たちがより自由な生活がおくられるものと、またそれを期待しながらペンを執りました次第です。連太郎君による「なぜ鍵が必要か?」の質問は、私の目標はある程度達せられたの感ひとしおでございます。その意味におきましても、許された枚数を有効に使用して、彼と彼女たちを語り終わらなければと、心せわしくなるのでございます。
鍵の主題を書くのに、私は苦心サンタンと回り道をしながらやっと本論にさしかかろうとしているが、精神病棟の鍵の性質はいろいろとむつかしい問題をはらんでいる。国立国府台病院精神科医長佐藤壱三先生は次のようにある精神医学書に述べておられる。

（前略）昨日まで精神病院は、このことばに象徴されるように、気の毒なこの心の病の患者たちを、社会から隔絶することを最も大切な任務の一つとして、社会から要求されていたようである。

フランス革命の最中、有名なピネルが長く狂人とよばれていたこの不幸な患者たちを、鎖から開放したのは、もう二五〇年以上も前のことであるが、そのとき人びとの間に見られた恐れ、反対は、まだまだ強く私達の心の何処かに残っているようである。（中略）交通事故の原因のうち、一〇〇〇件に一件は確かに心身の病気によるという。しかしその三分の二までは、脳出血とか狭心症などという身体の病気によるものであり、三分の一だけが精神の病気によるにすぎない。そしてしかもその大部分は、『てんかん』といういわゆる精神病らしくはない精神疾患的なものである。精神病者は危険なものであるという昔ながらの偏見と、もの言わぬ弱きものに責任を転嫁するこの危険なやり方に、もし積極的に賛成して診断書を書いた医師がいるとしたら……。

一九六〇年代でさえこんな状態である。

精神病院が、昨日まで鍵と鎖で象徴されたのは、まことに無理もない話であった。

逆説的にいえば、精神病院にとっては、この社会の偏見から不幸な患者たちを守るためにも、いや守るためにこそ、昨日まで鍵が必要だったのである。

鍵の用途を誤ると精神病棟では地獄への使者になることだってある。精神病棟の鍵は責任と愛情をこめて使用されなければならないと、一個の小さな鍵をみながらつくづく思います。

鍵とは――(1) さし入れて錠を開閉する。(2) 直角の部分のある金物。(3) 解決に役立つ大切な事がら――と、三省堂の国語辞典は解釈している。この (3) の解決に役立つ大切なことがらを――見事に実証してみせた人物がいる。言うまでもなく大野連太郎君である。

「連ちゃんになぜ鍵が必要か?」

連ちゃんは右肺上部に浸潤があって現在も結核剤を服用している。宮田先生は「大野は安静にできんだろう。海岸歩きぐらいは差し支えないからさせておけ、たいしたことはない」と診断されているが、朝昼抜きで八時間あまり海岸散歩をしているとは、宮田先生もご存知ないので、私どもは連ちゃんの健康管理の上から鍵を必要とすることもあるのがその（一）の理由。

（二）脱出の名人に敬意を表して無策でいると、連ちゃんにあらぬ嫌疑のかかることがある。一月の山火事などがその例である。乾期の一月の昼さがり、相愛の山が燃えていると放送やサイレンが鳴り渡った。ちょうどその日、運わるく、連君は出ていたのである。連の行く海岸方面だから煙にまかれたら大変と、スキ腹をかかえながら走りに走った。連はいなかった、ホッとした。松の木とみかんの木が燃えて消えた。三時ごろ電話が鳴って「通報があってな、大野連太郎が山の燃えた時間にあのあたりを通ったと言うが、大野はマッチを使うかいな、今日も出ておったかな」と医事係からの問合せは、私の目先をカチッと一瞬くらませ、胸を高鳴らせた。

「連はマッチなど絶対持たないし、第一マッチに用事はないですよ。日頃マッチをもて遊ぶならひょっとしてということもあるけど、あれは海岸の流れものが目的なんですよ。ものを言わないからといって、すぐそんな嫌疑がかかるなんてひどいじゃありませんか。ここへ来て連太郎に直接聞いてください。連はうまく答えるでしょうよ」「婦長さんよ、そうギャンギャン怒るなや。今な電話をして来たもんがおるで、それで聞いただけのことじゃ」電話の方も恐縮しながら話しているのでガチャンと受話器は置かないまでも、憤懣やるかたなく鷲津さんの舎まで走って、この旨伝えると「あれはマッチは持ったことはありませんけんのう。何かがあるとあれに嫌疑がかかりまして、モノを言わんものは辛いですの」

連はおもちゃを抱えて帰って来ている。鷲津さんも目をしばたたきながら五病棟まで来てくださった。「レーンッ！　メェッ！　こんな日に抜けて出るから連に山火事の疑いがかかるのよッ。もう出してやらないからなッ！」キョトンとした連の顔を睨みつけながら鷲津さんと連のポケットをさがしてみたが、マッチの軸は一本もみつからなかった……。昨年の十二月の末、風の強い日、五病棟の近所の土手の芝草が燃え出した。黒ジャンパーの男の人がくわえ煙草で通り過ぎたのが見えていたそうだ。連は五病棟の勤務者と消火器を持って燃えている芝草を消し止めた。恐怖に顔をひきつらせながら。消防車も来た。人も集まった。黒ジャンパーの走り去った方角の人たちは調べられなかった。

またこんなこともある。ある日、酒の臭いをプンプンさせた一人の老人が、ヌーッと玄関から入って来て「ここの兄さんを出したら困る。昨日も今日も花をバケツいっぱい折られた」と大声で文句を言い出した。昼食前で娯楽室には五、六人の彼や彼女たちがいる。

「ここの兄さんは今日は出ていませんよ。それに兄さんは花などいらないの。海岸へ行くだけですよ」

「そんことがあるかッ！　今朝もたくさん折った。こんな者らをあんたらが出すからだ。もう下の方へは出さんようにしてくれ」

「花を折っているところを見たんですかッ！」

「見んでもこの兄さんがよく下の方に来ている。頭の悪いもんらだ。きまっている」

「愛生園はみんなのものですよ。あんたがそんなことを言う権利はないでしょう。証拠もないのによく言うわね。折られて悪い花なら作らなければいいでしょう。帰ってください」大きい老人を小さい私が力いっぱい押して外へ出した。

「新ちゃん、連ちゃんが花泥棒にされたの。あんなことを言われると悲しいでしょう。新ちゃんは舎長さんだから、僕たちはそんな悪いことはしませんよと、言うもんよ」

「僕はあかんわ、よう言わんわ。婦長さんはうまいぐあいにダメをつめたな」新ちゃんに慰められてどうにか興奮が静まった。

連はニコニコしている。連はこの日は日本脳炎の予防注射のため、朝から出してはいないのである、翌日その舎の周辺を見渡したが、バケツにいっぱい取られるほどの花畠は見当たらなかった。この周辺の作業係の女性の方々に聞いてみると、「連ちゃんは海岸にはよく来ているけど、このあたりの花壇には入らないわよ。連ちゃんは悪いことをしないわよね」……。なぜあの老人は怒鳴って来たのかなあ。連ちゃんはたった一回だけ、山つつじの小枝を一本持って帰ったことがあるだけなのに。

あんなこんなと、もろもろのことがあると「レーンッ！　メェーッ！」の数が多くなる。そうこうしていると玄関の鍵が勢ぞろいした。さてここから連ちゃんは、自ら解決に役立つ大切なことの実証を示すのである。

連ちゃんは以前のように隙をうかがって脱出することが困難になった。すると連ちゃんの無言の抵抗が始まったのである。第一にふくれ面をする日が多くなって、白目を出して上目使いをする。そしてくるくる働かなくなった。無言のほほ笑みも少なくなった。第二に最も危険な高い窓から飛び降りて脱出し、しかも早朝から夕方まで飲まず食わずの放浪をして、体重も減少してきた。健康管理上も心配な事態になった。

勤務者からは連ちゃんの良さが失われてゆくと声があがってきた。（一）（二）いずれの理由にしても、私は連ちゃん対策を真剣に考えなければならなくなった。五月の初旬、連は朝から脱出して行った。朝昼抜きである。意を決して連ちゃんの実態調査に出かけることにした。五月の午後の太陽は暑い。山つつじの紅色が木々の緑にひときわ美しく鮮やかな山道を登り峠にさしかかると、相愛山の燃えあとは黒い帯状になって私の心がうずく。

アイガトー

歩を速めてしばらく行くと相愛海岸に出た。五病棟から二キロの地点であろうか。海岸には相愛舎の人が持ち舟の修繕をしている。連ちゃんのことを聞いてみると「連ちゃんはたいていここに来ている。稲荷さんから楯の岩まで行ってるで、帰りは疲れてなあ、ぐったりして山小屋に寝ていることがある。茶や菓子を持って行ってやると喜んで敬礼して食べるよ。家（舎のこと）の前には犬がいるもんで怖がって大回りして山の中の小道へはいって行く」と、嬉しいような悲しいような私どもの知らない連ちゃんの旅さきの話を聞かせてくださる。時間のかかるのは楯の岩まで行くからである。栖の岩なら五病棟から往復八キロぐらいの道程ではないか。この相愛海岸から二キロ先、その間、山あり崖あり石ころあり、聞いただけで気が遠くなりそうだ。「今日はまだ家のまわりを通らんから栖の方だろう。探しに行くなら舟を出してやるで」と親切に言われるので、山本さんと舟に乗りこんだ。まもなく岩蔭の間に赤いセーターの人影が見える。連ちゃんだ。舟から下りて駆け寄ると、連ちゃんもニコニコ笑って敬礼しながら近づいてくる。用意していた牛乳とパンを渡してやると砂浜に腰をおろし「アイガトー。ウン。アイガトー。ウン、ウン」と、連は目を潤ませながら何度もうなずいて貪りついて食べる。「アイガトー」は連ちゃんが始めて発音を聞かせてくれた言葉である。このいじらしい連ちゃんの姿に感動して「ありがとう言ってるわ。うれしいのね」あとは二人とも声がつまって言葉にならない。私はこの連ちゃんの姿に打たれてから、連ちゃんの解放をよりよい方法でしなければと心を奮い立たせた。

連ちゃんの健康管理を考慮しての解放療法

一、もろもろの嫌疑や苦情に対しては、これは病棟婦長に責任があることで、連ちゃんを責める理由はない。その点を明確にして、連のため強い意志と勇気をもとうと、この日から決意を固くした。

二、よりよい解放の方法としては、連ちゃんに適当な外出時間をおしえこむことを思いつき実行に移した。岡山のデパートからグリーンの背負い袋、水筒、黄色のテンガロンハット（西部劇などで使われているつばの広い帽子）を購入し、拾い物入れの手さげ袋は松田ナースが時計のアップリケを飾って縫いあげた。この四点を連ちゃんの外出スタイルとして、水筒には「外出許可中。大野連太郎」と記入。午前中は厳重に見張って脱出をふせぎ（身体の安静のため）、娯楽室で遊ばせておく。昼食を早めに食べさせる。十二時になると時計に向かって両手を合わせて垂直に上にあげれば、外出時間の十二時のゼスチャー。背負い袋の中には、半田、山本助手が、サンドイッチ、おにぎり、卵焼き、ゆで卵、バナナ、アンパンなどをたっぷり作って間食用に詰めてくれる。水筒にお茶を入れ、さいごにテンガロンハットをかぶらせる。ズックをはかせて勤務者全員が玄関から送り出す。連ちゃんは全身に喜びをみなぎらせ、ニコニコ笑って手をふりながら一目散に宝の山を目ざして堂々と外出して行った。午後三時半ごろには「オーオー、ポーイタポーナー」と声をはりあげて帰って来た。

いように。この先何年も、連ちゃんは可愛いい白髪のおじいさんになっても、ニコニコ笑って海岸を歩いているでしょうから。

連ちゃんに限らず、「フーチョさん。ちょっとみせ屋へ行こうワイ、ぜにおくれェな。……。わしがのう、だーいぶまけろと言うのにまけてくれんのじゃ。（なにをまけろと言ったの？）煙草じゃ。一つが百円もするからのう、高いからまけろと言ったんじゃ。煙草はまからんとみせ屋の人が言うからのう、ピースはやめてバットにした。三つも貰ってつり銭が十円もある。（いやーだ、マリちゃん、バットなんかたのまないのに）そうかの、それはいよいよ惜しいことしたワイ、おしかったのう。……。フーチョさん、今日はつり銭がないのじゃ。（つり銭がいつもいつもあるもんじゃないの。きっちりした値段のときはないものよ。……。アーラまたバット買ってきたの……）フーチョさん、みせ屋へ行こうワイ。（マリちゃん、そんなかっこうじゃみっともないワ。髪はとかしたの？　道ばたでおしっこするんじゃないよ。こんにちワとあいさつするのよ……）フーチョさん、ぜにおくれ。みせ屋へ行こうワイ。（みせ屋はもうしまったの、あしたにならないとないのよ）いやかまわん、行くだけ行ってみる……。やっぱりしまっておったワイ……」と、みせ屋がよいの楽しみな赤い着物のマリ子さんが、「僕外国人や、チョコポコ人や。これから外国へ行ってくる」

と回春桟橋へスタコラ急ぎ、ボンヤリ海を眺めて帰る新太郎君が、うさぎ一匹に命をかけて、バケツをさげて朝に夕に給食部へ餌とりに、骨身をけずる中原君が、そして第五病棟の彼と彼女たちが、ほほ笑みあって生きられるように、みなさまのあたたかい心の援助をお願いします。

千家加寿

春がきても
夏がきても
そして落葉の秋がきても
感じることを忘れたかのような
無心な五病棟の住人
この人たちに
寒い寒い冬の風が
つれない雨がかからないでほしい

遠い遠い過去を
想い出すことのない
この住人に
春の陽だけ
射して欲しいのです

（註　入園者の千家加寿氏は、全病棟の主任をしておられますが、五病棟の皆の良き友人であり理解者であります。彼と彼女たちからゼンケさんと慕われています）

終わりに

新ちゃんのことを粗雑に書きこんだ原稿用紙を丸めて、『愛生』誌の編集室を訪れたのが昨年の九月、編集部の協力を得て、新年号から「第五病棟の彼と彼女たち」が登場し、この九月号をもって終幕になりましたことに意義深いものを感じながら、反面もの言わぬ人びととの同意も了解も得られないまま、日常生活や精神症状などを赤裸々に綴って、誌面に紹介したことの罪の意識も感じております。終わりにあたってまずこの人びとに深くお詫び申しあげます。

第五病棟の彼と彼女たちが、外見的な言動や姿態から誤解を受け軽視されながらも、外見と異なって純粋な心でいとおしくいじらしく生きている姿に接するとき、この知られざる人びとの魂を自然な形で、真実の姿で伝えることが、精神障害者の誤った印象を解く一つの手がかりになるのではと考え、またそうなって貰いたいと念じつつ、私の拙い文章から登場した第五病棟の彼と彼女たちに語り続けてもらったのです。ペンを置くにあたりまして私自身が感慨を深めたことは、誌面から語られた彼と彼女たちのもの言わぬ心が、その行動を通じて鮮烈に再確認されたことです。どうかこの人びとに対する深いご理解のほどをおねがいします。

さいごに神谷美恵子先生、高橋幸彦先生のご指導、ご協力を賜わりましたことを心から感謝申しあげ、併せて第五病棟勤務の人びとにご協力を戴きましたことを重ねて厚くお礼申しあげます。

【出典】

第一部および第二部冒頭の詩「あなたの世界から」は『山陰の女』（山陰の女友の会　六九〇-〇八七二　松江市奥谷町一五六　電話〇八五二-二一-〇〇七八）復刊二号（一九九八年十一月）から十一号（二〇〇七年十一月）に連載された。
ただし「私はこの人たちによって生かされる」は『看護学雑誌』三九巻十号（一九七五年十月）、「ハンセン病の看護を振り返って」は『島根県立看護短大紀要』八号（二〇〇三年）に掲載されたものである。

第二部は『愛生』（長島愛生園慰安会）に一九七〇年一月号～九月号に連載された。

著者略歴

上田政子（うえだ・まさこ）

1926（S元）年		隠岐に生まれる。松江市に在住。
1944（S19）年	6月	日本赤十字社救護班　島根支部班員として、中国南京第一陸軍病院に配属、傷病兵の看護に従事する。
1945（S20）年		終戦
1946（S21）年	1月	傷病兵を護送しながら上海第一陸軍病院に転院する。
	6月	傷病兵を護送し復員船にて博多港に帰国する。
1948（S23）年	12月	敗戦によるソ連抑留兵士、中国残留者の帰国救護のため日本赤十字社島根支部救護班員として、舞鶴引揚援護局の病院船高砂丸に乗船し、主として、ソ連ナホトカ港の他、中国タンクー、コロ島、青島、大連港にて引揚げ業務に従事する。
1949（S24）年	4月	国立舞鶴病院に就職。
1953（S28）年	5月	国立ハンセン病療養所長島愛生園に就職。
1981（S56）年	12月	同療養所退職。
2007（H7）年	6月	神戸・南京をむすぶ会入会。

生かされる日々　らいを病む人びとと共に

発行　2009年4月1日
定価　2,800円＋税

著　者　上田政子
発行人　藤巻修一
発行所　株式会社皓星社
〒166-0004 東京都杉並区阿佐谷南1-14-5
電話 03-5306-2088　ファックス 03-5306-4125
URL http://www.libro-koseisha.co.jp/
E-mail info@libro-koseisha.co.jp
郵便振替　00130-6-24639

装幀　藤巻亮一
印刷・製本　吉田製本工房

ISBN978-4-7744-0435-6 C0036